Berufliche Belastungen von Zahnärzten und Hausärzten im Vergleich

David Alexander Meyer-Theewen

Berufliche Belastungen von Zahnärzten und Hausärzten im Vergleich

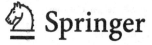

David Alexander Meyer-Theewen
Köln, Deutschland

Master Thesis an der Fakultät für Medizin der Sigmund Freud Universität, Wien, 2023
Erstgutachten: Universitäts-Professorin Dr.in Christiane Eichenberg
Zweitgutachten: Universitäts-Professor Dr. Markus Hof, PhD
Erste Prüferin: Universitäts-Professorin Dr.in Christiane Eichenberg
Zweiter Prüfer: Universitäts-Professor Dr. Hady Haririan, PhD, MSc

ISBN 978-3-658-45053-3   ISBN 978-3-658-45054-0   (eBook)
https://doi.org/10.1007/978-3-658-45054-0

Die Deutsche Nationalbibliothek verzeichnet diese Publikation in der Deutschen Nationalbibliografie; detaillierte bibliografische Daten sind im Internet über https://portal.dnb.de abrufbar.

Planung/Lektorat: Renate Scheddin
Springer ist ein Imprint der eingetragenen Gesellschaft Springer Fachmedien Wiesbaden GmbH und ist ein Teil von Springer Nature.
Die Anschrift der Gesellschaft ist: Abraham-Lincoln-Str. 46, 65189 Wiesbaden, Germany

Danksagung

Bei Frau Universitäts-Professorin Dr.[in] Christiane Eichenberg bedanke ich mich sehr herzlich für die unermüdliche Unterstützung während meiner Forschungstätigkeit und für die Erstbegutachtung meiner Masterarbeit. Mein Dank gilt auch meinem Zweitgutachter Herrn Universitäts-Professor Dr. Markus Hof, PhD.

Den meine Online-Umfrage unterstützenden Institutionen und den deutschen Zahnärzt*innen und Hausärzt*innen, die sich trotz ihrer anspruchsvollen und beanspruchenden Tätigkeiten die Zeit genommen haben, den Online-Fragebogen vollständig auszufüllen, gilt ebenfalls mein besonderer Dank.

Mai 2024   Dr. med. dent. David Alexander Meyer-Theewen

Zusammenfassung

Soweit ersichtlich gibt es bisher keine empirisch belegte Studie über die signifikanten Unterschiede zwischen den psychischen, physischen, existentiellen und anderen Belastungen des Berufslebens deutscher Zahnärzt*innen und Hausärzt*innen. Immerhin bilden diese beiden Ärzteschaften die zwei bedeutendsten Gruppen in der medizinischen Versorgung der Bevölkerung. Ob nun diese Berufsträger vergleichbaren Belastungen ausgesetzt sind oder sich unterschiedliche Beanspruchungen ergeben, ist Ziel dieser Analyse.

Um die Arbeitsbelastungen von Zahnärzt*innen und Hausärzt*innen zu ermitteln, wurden beide Berufsgruppen anhand einer Zusammenstellung von vier allgemein anerkannten Fragebögen, der „Beruflichen Belastung" von Alfermann (2003), den „Beruflichen Gratifikationskrisen" von Siegrist (2012), der Kurzform des „Gießener Beschwerdebogens GBB-24" von Brähler und Scheer (1995), der „Lebenszufriedenheit" von Fahrenberg et al. (2005) sowie soziodemografischer Angaben und vier eigener Items befragt. Die Erhebung wurde über Anzeigen in Print- und Online-Medien deutscher zahn- und hausärztlicher Institutionen mit Links zum Online-Fragenkatalog von August 2021 bis Mai 2022 beworben und erbrachte eine Stichprobe von $n = 155$. Davon entfielen 92 Teilnehmende auf die Zahnärzteschaft und 63 auf die Hausärzt*innen. Die Aufteilung nach Geschlecht ergab 30 Zahnärzte und 62 Zahnärztinnen und 33 Hausärzte und 30 Hausärztinnen. Die Alterspanne reichte von 27 Jahren bis 68 Jahren, wobei der Altersmittelwert und der Meridian bei 48,05 Jahren lagen. Die stärkste Altersgruppe mit knapp einem Viertel (22,7 %) stellten die 56 bis 60jährigen. Die Berufserfahrung umfasste Teilnehmende mit lediglich einem Jahr bis zu 44 Jahren, wobei der Mittelwert bei 20,64 Jahren lag.

Im Großen und Ganzen bieten die Ergebnisse keine stark signifikanten Unterschiede in der beruflichen Belastung zwischen den Angehörigen der beiden Heilberufe. Bezüglich der allgemeinen Unzufriedenheit mit den beruflichen Anforderungen und Belastungen konnte ein ausgewogenes Verhältnis zwischen beiden Berufsgruppen beobachtet werden, 45,7 % der Zahnärzt*innen zu 47,6 % der Hausärzt*innen.

Bei der Angemessenheit zwischen erbrachten Leistungen und Vergütung war das Verhältnis von Zufriedenheit und Unzufriedenheit in der Zahnärzteschaft ausgewogen, bei den Hausärzt*innen ergab sich dagegen ein Verhältnis von 40:60. Beim Einkommen waren die Zahnärzt*innen mit rund 70,6 % etwas zufriedener als die Hausärzt*innen mit rund 55,6 %. Die künftige Gehaltsperspektive beurteilten die Zahnärzt*innen mit 60,9 % leicht optimistischer als die Hausärzt*innen mit 52,4 %, dagegen war der Anteil derer mit kritischer Zukunftsschau mit 41,3 % bei den Hausärzt*innen doppelt so groß wie der der Zahnärzt*innen (20,0 %).

Der Verwaltungsaufwand wurde insgesamt als äußerst belastend empfunden, von den Zahnärzt*innen zu 96,7 %, von den Hausärzt*innen immerhin zu 77,8 %. Arbeitstempo und Zeitdruck waren dagegen gleich gewichtete Stressoren, sie wurden von den Zahnärzt*innen mit 70,6 % und den Hausärzt*innen mit 69,8 % berichtet.

Ein Zusammenhang zwischen beruflicher Belastung und Berufserfahrung konnte nicht nachgewiesen werden.

Die vorliegende Erhebung zeigte bezüglich der unterschiedlichen körperlich anstrengenden Berufsausübung, dass die Zahnärzt*innen weit häufiger darüber klagten als die Kolleg*innen aus der Hausärztegruppe, was auf die physische Belastung durch die Arbeit am Zahnarztstuhl zurückgeführt werden kann.

Zudem gab es einen gewissen geschlechtsspezifischen Unterschied, jedoch nur auf der Grundlage der Angaben der Teilnehmenden im Gießener Beschwerdebogen GBB-24. Dort zeigte sich, dass Frauen die beruflichen Belastungen stärker wahrnehmen als ihre männlichen Kollegen.

Abstract

As far as can be seen, there has not yet been any empirically proven study on the significant differences between the psychological, physical, existential and other stresses of professional life for German dentists and general practitioners. After all, these two professional categories form the two most important groups in the medical care of the population. The aim of this analysis is whether these two groups are exposed to comparable stresses or different strains.

In order to determine the workload of dentists and general practitioners, both professional groups were compared using a compilation of four generally recognized questionnaires, Alfermann's "Professional Stress" (2003) and Siegrist's "Professional Gratification Crises". (2012), the short form of the "Giessen complaint form GBB-24" by Brähler and Scheer (1995), the "Life Satisfaction" by Fahrenberg et al. (2005) as well as sociodemographic information and four of our own items. The survey was distributed via advertisements in print and online media of German dental and general practitioner institutions with links to the online questionnaire from August 2021 to May 2022 and produced a sample of $n = 155$. Of these, 92 participants were dentists and 63 primary care doctors. The breakdown by gender resulted in 30 male dentists and 62 female dentists and 33 male and 30 female general practitioners. The age ranged from 27 years to 68 years, with the mean age and meridian being 48.05 years. The largest age group with almost a quarter (22.7 %) was made up of the 56 to 60 years old. The professional experience included participants with only one year up to 44 years, with the mean being 20.64 years.

Overall, the results do not show any highly significant differences in occupational exposure between members of the two health care professions. However, there are peculiarities. With reference to the general dissatisfaction with the professional requirements and stresses, a balanced relationship between the two professional groups was observed, 45.7 % of dentists to 47.6 % of general practitioners.

With regard to the adequacy between the services provided and the remuneration, the ratio of satisfaction and dissatisfaction was balanced among dentists, while the ratio of general practitioners was 40:60. In terms of income, dentists were slightly more satisfied at around 70.6 % than general practitioners at around 55.6 %. At 60.9 %, dentists were slightly more optimistic about future salary prospects than general practitioners at 52.4 %, while the proportion of general practitioners with a critical view of the future was twice as high at 41.3 % than that of dentists (20.0 %).

Overall, the administrative effort was perceived as extremely burdensome, by 96.7 % of dentists and 77.8 % of general practitioners. On the other hand, work pace and time pressure were equally weighted stressors; they were reported by dentists at 70.6 % and general practitioners at 69.8 %.

A connection between occupational stress and the years of working in the profession could not be proven.

However, the present survey on the different physically demanding professions revealed that the dentists complained far more often than the primary care doctors, which can be attributed to the physical strain of working with the dental chair.

After all, there was a gender difference. Based exclusively on the information given by the participants in the Giessen Complaint Form 24, it was shown that women perceive the professional stresses more than their male colleagues.

Inhaltsverzeichnis

Abkürzungsverzeichnis

A.	Ausgabe/Auflage
Aufl.	Auflage
bzw.	beziehungsweise
ca.	circa
Erg. Lfg.	Ergänzungslieferung
etc.	et cetera
ges.	gesamt
o. ä.	oder ähnlich
usw.	und so weiter
z. B.	zum Beispiel

Abbildungsverzeichnis

Tabellenverzeichnis

Einleitung

1

Dass die medizinischen Berufe sehr stressbetont sind, ist allgemein bekannt. Diese beruflichen Belastungen sind erneut besonders im Zusammenhang mit der medizinischen Bewältigung der COVID-19-Pandemie in den Focus der Öffentlichkeit geraten. Allerdings war die Pandemie nicht der Anlass zur Erstellung vorliegender Studie, da das Problem der beruflichen Belastungen dem Grunde nach schon immer bestand, aber erst Ende des letzten Jahrhunderts verstärkt in den Blickwinkel der Forschung trat (1).

1.1 Hintergrund

Es gibt internationale Untersuchungen zu beruflichen Belastungen von Mediziner*innen. Die Facetten beruflicher Stressoren sind vielfältig. Es stehen Begriffe wie Burnout oder Stress im Raum. Die Einordnung ist nicht homogen. Dies wird bereits daran deutlich, dass es keine allgemeinverbindliche Definition von Burnout oder Stress gibt, sondern stets Deutungsversuche. Die Einflussfaktoren auf Leib und Seele von Mediziner*innen und im Übrigen Menschen schlechthin sind mannigfaltig. So versucht die Forschung seit geraumer Zeit, ausgehend vom Fachbereich der Psychologie, mittels Fragebögen die Auslöser für Befindlichkeitsbeeinträchtigungen zu identifizieren. Hatte bis ins Ende des letzten Jahrhunderts die Gesundheitsversorgung der Bevölkerung im Vordergrund gestanden, so rückte zunehmend das Schicksal der Bevölkerungsgruppe in den Fokus wissenschaftlicher Beobachtung, die für die Patient*innenversorgung berufen sind. Darauf aufsetzend gibt es seitdem entsprechende Untersuchungen zu negativen Einflussfaktoren, denen die Ärzteschaft in ihrem Berufsleben ausgesetzt ist.

Wachsende psychosoziale Arbeitsbelastungen (2,3,4), Leistungsverdichtung und verstärkt auftretende Anforderungen durch Verwaltungstätigkeiten (5,6), Zeitdruck, emotionale Stressoren durch fordernde Patient*innen, Übermüdung, mangelnde Vereinbarkeit von Beruf und Privatleben bzw. Familie sowie schrumpfende Entscheidungsspielräume werden in der Forschung hervorgehoben (7,8,9,6,4,10,11,2). Internationale Studien bestätigen den Trend ansteigender Stressbelastungen bei Mediziner*innen (12,13,14,2).

Die ärztliche Praxis setzt sich aus hoch spezialisierten, technikintensiven sowie interaktionsorientierten Aufgaben zusammen. Gegenläufig verhalten sich dazu unzureichende Rahmenbedingungen wie z. B. Dokumentationsaufwand, übermäßig lange Wochenarbeitszeiten und unangemessene Vergütung/Entlohnung (2,6).

Im 20. Jahrhundert wurde der Arztberuf dynamisch professionalisiert. Damit verbunden war eine stetig zunehmende Vergütung sowie eine wachsende berufliche Wertschätzung. Der Berufsstand zeichnet sich unter anderem aus durch hoch spezialisiertes Experten-Know-how, eine unangefochtene Alleinstellung mit beträchtlicher beruflicher Autonomie, geringe Kontrolle durch Nichtmediziner und starke gesellschaftliche Anerkennung (2). Allerdings wird diese Entwicklung getrübt durch einen Wandel der Arztrolle und damit einhergehende Rollenkonflikte (2,11,15). Dieser sich seit Ende des 20. Jahrhunderts abzeichnende Wandlungsprozess mündet zunehmend in eine „Deprofessionalisierung" bzw. „Anpassung an veränderte Rahmenbedingungen ärztlichen Handelns" (2,15).

Traditionell wurde die Rolle des Arztes/der Ärztin und das Verhältnis zur Patientenschaft als paternalistisch begriffen, nicht zuletzt bedingt durch eine Wissens-Asymetrie. Während Ärzt*innen Experten-, Diagnose- und Steuerungsmacht bei gleichzeitigem hohem sozialem Status und Autonomie haben, hatten Patient*innen dem Behandlungsprozess in der Regel nichts entgegenzusetzen. Die Kontrolle lag bei der Ärzteschaft (2).

Neuere Studien weisen nach, dass diese traditionelle Arzt-Patienten-Beziehung, nicht zuletzt auch mit Blick auf Versorgungsqualität und Fehlervermeidung, nicht mehr uneingeschränkt funktionsfähig ist und auch nicht mehr den Erwartungen und letztlich wohl auch den Bedürfnissen der Patientenschaft gerecht wird (16,2,17,15). Neben ökonomischen Beschränkungen der ärztlichen Handlungsspielräume, etwa bedingt durch Behinderung indizierter oder wünschenswerter diagnostischer und therapeutischer Maßnahmen aufgrund nur eingeschränkt verfügbarer Zeit- und Geldressourcen, wird ein deutlicher Mehraufwand an Verwaltungstätigkeiten und ein Rationalisierungsdruck auf die ärztliche Praxis beobachtet (2). Eine derartige Rationalisierung führt zu mangelnder Nachvollziehbarkeit bei der Verteilung medizinischer Leistungen, d. h. der sozialen Ungleichheit in der medizinischen Versorgung, und folglich zu einer Belastung des Vertrauensverhältnisses zwischen Ärzte- und Patientenschaft (2). Solche Einflüsse sind häufig Auslöser emotionaler Spannungen und Motivationskrisen (2,15).

Ein weiterer Wandel in den ärztlichen Aktionsbedingungen wird durch den zunehmenden „Konsumerismus" bestimmt (2,17,15). Dieser Begriff umschreibt einen dynamischen Prozess, im Rahmen dessen Patienten, gestärkt durch Interessenbewegungen, Selbsthilfegruppen und dergleichen eine sozialpolitische und juristische Einflussnahme auf die Ärzteschaft und deren Behandlungsmethoden kontinuierlich ausweiten und damit die Ärzt*innen in eine defensivere Rolle drängen (2). Die allgemein durch das Internet für Patient*innen verfügbare Informationsgewinnung stellt die traditionelle Expertenrolle der Ärzteschaft zunehmend in Frage. Das Dilemma wird durch vom Internet „aufgeklärte" und sich dadurch sachkundig wähnende Patient*innen hervorgerufen. Dadurch werden Ärzt*innen Behandlungs- und Erfolgserwartungen ausgesetzt, die unrealistisch sein, aber jedenfalls den eigentlichen ärztlichen Behandlungsauftrag übersteigen können (2,15).

J. Klein weist darauf hin, dass sich trotz der Anforderungen und Belastungen der ärztliche Berufsstand nach wie vor durch Privilegien, Perspektiven beruflicher Selbstentfaltung und Freiheitsräume sowie sehr hohes soziales Ansehen auszeichnet (2). So belegt der Beruf des Arztes/der Ärztin nach der vom Allensbacher Institut für Demoskopie erhobenen Berufsprestigeskala unangefochten den ersten Rang (Abbildung 1.1).

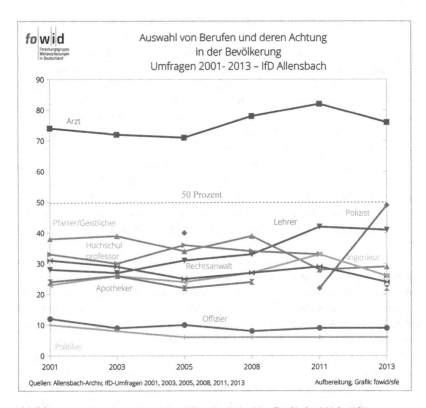

Abbildung 1.1 Berufsprestigeskala (Allensbach-Archiv, Grafik fowid/sfe (18))

1.2   Fragestellung

Die Frage beruflicher Belastungen bei Mediziner*innen ist von enormer Bedeutung, zumal sich verschiedene Untersuchungen mit den subjektiv empfundenen
gesundheitlichen Problemen und Einschränkungen bei Ärzt*innen beschäftigen
und die Wichtigkeit belegen. Es gibt seitdem eine Reihe von Untersuchungen
zu den verschiedenen Fachbereichen der Medizin, national wie international.
Eine vergleichende Studie, die die Berufsstressoren von Zahnärzt*innen und
Hausärzt*innen betrifft, stand bislang aus.

1.3   Zielsetzung

Die Studie hat es sich zur Aufgabe gemacht, diese wichtige Fragestellung zu beleuchten und zu beantworten. Immerhin stellen diese beiden Berufsgruppen die bedeutendsten Säulen in der medizinischen Versorgung der Bevölkerung dar. Im Rahmen der Zahnheilkunde sind es die Zahnärzt*innen, in der Allgemeinmedizin die Hausärzt*innen. Von den 416.120 berufstätigen Ärzt*innen (19) in Deutschland entfallen 55.116 auf Hausärzt*innen (20). Die Zahl der Zahnärzt*innen beträgt demgegenüber 100.491 und ist in der vorgenannten Anzahl der Ärzt*innen nicht enthalten. Dies entspricht etwa einem Viertel (24,1 %) der Gesamtzahl aller Ärzt*innen in Deutschland und dem Doppelten (54,9 %) der deutschen Hausärzt*innen. Das Diagramm in Abbildung 1.2 veranschaulicht die Relationen.

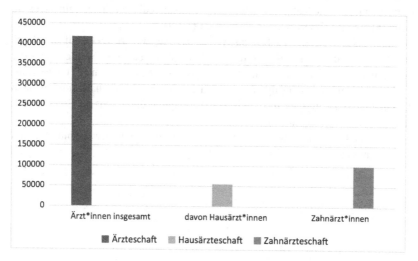

Abbildung 1.2   Verhältnis der Ärztegruppen Stand 31.12.2021 (eigene Darstellung)

Damit bilden diese beiden Ärztegruppen die versorgungs- und zahlenmäßig bedeutendsten Faktoren niedergelassener Mediziner*innen in Deutschland. Insoweit lastet die Hauptverantwortung der medizinischen Versorgung auf diesen beiden Gruppen.

Was also für die Ärzteschaft allgemein zutrifft, gilt insbesondere für den Zahnarztberuf, der als äußerst anstrengend gilt (21), und auch für die Hausärzt*innen (22,23,24). Beiden Berufsgruppen ist eine ganze Reihe psychischer, physischer und existentieller Belastungen eigen. Berufsbedingte Stressfaktoren bergen Gesundheitsrisiken. Wenn nun diese beiden Gruppen zahlenmäßig die größten medizinischen Bevölkerungsversorger sind, stellt sich die Frage, inwieweit die beruflichen Belastungen gleich sind oder nicht. Dies will vorliegende Studie zu beantworten versuchen, indem die typischerweise den beiden Arztberufen eigenen beruflichen Belastungen einer vergleichenden Analyse unterzogen werden.

Durch diese Querschnittstudie sollen also die berufsbedingten Belastungen von Zahnärzt*innen und Hausärzt*innen untersucht und vergleichende Folgerungen getroffen werden. Bislang liegen für Zahnärzte und explizit Hausärzte keine deutschen Studien vor. 2008 (25) und 2016 (26) erfolgten allerdings vergleichende Untersuchungen zu Zahnärzt*innen und Humanmediziner*innen einerseits in Deutschland und andererseits in Österreich (Tirol).

Noch Ende des letzten Jahrhunderts lag das Augenmerk mehr auf der Sorge um die Sicherung der Qualität des Gesundheitswesens und weniger auf der Gesundheit der Mediziner*innen (27). Bereits Wissel und Jöhren (21) haben darauf hingewiesen, dass derartige Analysen nicht nur der Ärzteschaft, sondern auch der Qualitätssicherung der medizinischen Versorgung und damit im Ergebnis den Patient*innen zugutekommen.

Vorliegendes Projekt wurde von der Ethikkommission der Sigmund Freud Universität unter der Nr. 61814421 genehmigt.

Theoretische Modelle

Für die beiden Berufsgruppen Zahnärzt*innen und Hausärzt*innen gilt gleichermaßen, dass psychische Belastungen durch den alltäglichen Umgang mit kranken Patienten („Leid und Tod") (28), starkes emotionales Engagement (28) und mögliche Versagensängste beim Versuch der Heilung und erst Recht bei konkreten Misserfolgen und Behandlungsfehlern (29) auftreten können.

Derartige Ängste, die gegebenenfalls durch ärztliche Kunst und moderne Medizin-Technik gemindert aber wohl nie völlig ausgeschaltet werden können, werden häufig verdrängt; selten reflektiert der betroffene Arzt bzw. Ärztin bzw. Zahnarzt oder Zahnärztin diese Ängste oder vertraut sich gar einem Kollegen oder einer Kollegin an (30). Letzteres geschieht möglicherweise aus der Befürchtung heraus, dass durch die Kommunikation der „Schwäche" die Kollegialität zugunsten eines Konkurrenzstrebens in den Hintergrund tritt (28).

Einzelkämpfer stehen dabei aber nicht unbedingt besser da. Mag man auch keine Konkurrenten haben, so bleibt man mit den eigenen Problemen und Ängsten jedoch weitgehend allein. So wird es kaum verwundern, dass auch anderweitige Unterstützung, etwa durch Supervision oder Coaching, relativ wenig nachgefragt wird (31).

Verwaltungstätigkeiten (29) und Dokumentationsaufwand (32,33), die zwar betriebswirtschaftlich und organisatorisch notwendig sind, aber von den Ärzt*innen und Zahnärzt*innen selten als ihrem Berufsbild, dem Heilberuf, angemessen wahrgenommen werden, bilden weitere Stressfaktoren, zumal dieser Zeitaufwand dann bei der Patientenbehandlung (33) oder der eigenen Erholung fehlen kann.

Eine Umfrage des Marburger Bundes unter ihren Mitglieder*innen im Jahre 2022 erbrachte, dass im Schnitt (über 57 %) mehr als drei Stunden täglich für

D. A. Meyer-Theewen, *Berufliche Belastungen von Zahnärzten und Hausärzten im Vergleich*, https://doi.org/10.1007/978-3-658-45054-0_2

Verwaltungstätigkeiten und Organisation aufgewendet werden, die über rein ärztliche Tätigkeiten hinausgehen, wie etwa Datenerfassung und Dokumentation (34). Abbildung 2.1 veranschaulicht den täglichen Verwaltungsaufwand in Zeit.

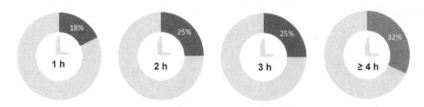

Abbildung 2.1 Täglicher Zeitaufwand für Verwaltungstätigkeiten (Marburger Bund (34))

Die Herausforderung wird also in der Ausübung des Heilberufs wahrgenommen, nicht aber in als lästig empfundener Back-Office-Arbeit.

Das Gefühl der Überforderung kann sich maßgeblich steigern, wenn die Betroffenen in Anbetracht der Risiken an der nie nachlassenden Notwendigkeit der Aneignung und Beherrschung neuer medizinischer Erkenntnisse und Methoden verzweifeln. So entsteht ein nicht immer problemlos zu überwindendes Spannungsfeld zwischen den exogenen Zwängen einerseits, die sich auch in banaleren Notwendigkeiten wie Abrechnungen, Versicherungsbestimmungen und Behandlungsschemata äußern können, und der „Allmachtposition am Patienten" andererseits (28).

Überwiegend sitzende Körperhaltungen, die bei den Zahnärzt*innen noch durch eine orthopädisch kritische gebeugte Position an der Behandlungseinheit, dem „Zahnarztstuhl", zusätzlich belastend wirken, stellen weitere negative Faktoren dar (35,36). Einen anderen physischen Stressfaktor bilden feinmotorische Arbeiten. Zusätzlich verstärkt wird die belastende Situation noch durch lange Wochenarbeitszeiten sowie Nacht- und Notdienste (28). Dieses hohe Arbeitsaufkommen geht häufig einher mit einem im internationalen Vergleich geringeren Verdienst (22). Nimmt man den erheblichen Kostendruck hinzu, der bei selbstständigen Mediziner*innen mit dem Betreiben einer mit Personal, Geräten und Instrumenten ausgestatteten Praxis verbunden ist, wird die besondere existenzielle Belastung deutlich. Diese wird noch gesteigert, wenn wie üblich zumindest in den ersten Jahren als Anschub eine Praxisfinanzierung in Anspruch genommen wird.

2.1 Burnout

2.1.1 Historie

Den Terminus „Burnout" gibt es als Fachbegriff der klinischen Psychologie und der Organisationspsychologie noch nicht lange. Er erfährt seit geraumer Zeit eine inflationäre, ja „epidemische" (37) Verbreitung. Ausgehend von den Medien drängt sich der Eindruck auf, als seien weite Teile der Bevölkerung von Burnout betroffen. Jedenfalls dürfte die Ursache darin liegen, dass die Menschen immer mehr dazu tendieren, gesundheitliche und soziale Krisen, etwa in Gestalt von Erkrankungen und Einschnitten im Beruf, auf psychische Ursachen zurückzuführen (38). Weimer und Pöll umschreiben Burnout als „gesellschaftliches Phänomen der modernen Leistungsgesellschaft" (39), das zu exorbitanten wirtschaftlichen Belastungen führt.

Auch wenn der Begriff des Burnouts recht neu ist, finden sich entsprechende Symptome bereits in Thora bzw. Altem Testament (2. Mose 18, 13 ff.). Angesichts der Überlastung, der Moses sich aussetzte, um als einziger Richter die Rechtsangelegenheiten seines Volkes Israel zu richten, schritt der Ewige ein und ordnete an, dass Moses zur eigenen Entlastung weitere Richter berufen solle.

Eine allgemeinverbindliche Definition oder Diagnose ist nicht erkennbar (40). Dagegen lassen sich bestimmte Symptome identifizieren. Grundsätzlich geht es um ein Gefühl des Ausgebranntseins, also einen Zustand der Erschöpfung, der sich seelisch, körperlich, mental und gesellschaftlich manifestiert (41,42).

2.1.2 Burnout-Erklärungsansatz nach Freudenberger

Der Begriff „Burn-out" oder „Burnout" geht auf den deutschstämmigen US-Psychoanalytiker Herbert Freudenberger zurück. Nach Freudenbergers Verständnis, ausgehend vom eigenen Schicksal, war Burnout Ausdruck der Krise eines Menschen, der angesichts der Auslaugung sein bisheriges beträchtliches soziales Engagement nicht mehr aufrechtzuerhalten in der Lage ist. Als Freudenberger den neuen Begriff im seinem Buch „Staff Burn-Out" einführte, berief er sich auf die Definition eines Lexikons:

> „(to) burn-out' als eine Erscheinung, die nach dem Gefühl des Versagens, der Überforderung oder als Gefühl des Ausgepumptseins auftritt, nachdem übergroße Anforderungen an die eigene Energie und die persönlichen Kraftreserven gestellt worden sind." (43)

Freudenberger dehnte seinen Erklärungsansatz des Überengagements von Helfenden in der psychosozialen Versorgung in der Folgezeit zusammen mit Geraldine
Richelson auf frustrierte Belohnungserwartungen aus (44). Nach diesem Verständnis ist ein Burnout-Patient ein „ausgebrannter" Mensch, also ein Individuum
im Zustand der Ermüdung und/oder der Frustration. Ursächlich dafür sei die Ein-
lassung auf Lebensumstände unterschiedlicher Art, die jedenfalls im Ergebnis die
erwartete Gratifikation nicht hervorbringen (44).

Freudenberger definiert die Ursache von Burnout somit als den Versuch des
Individuums, realitätsferne Erwartungen koste es, was es wolle, zu realisieren.
Dabei spielt es keine Rolle, ob der Mensch diese Forderungen selbst aufstellt
oder sie von einem gesellschaftlichen Wertesystem oktroyiert bekommt (44).

2.1.3 12-stufige Burn-out-Syndrom-Skala nach Freudenberger und North (1992)

Die 12-stufige Krisenentwicklung lässt sich wie eine Spirale begreifen, die mit
zunehmender Steigerung im Burnout enden kann. Die einzelnen Stufen können
wie folgt bezeichnet werden (45):

Stufe 1: Profilierungszwang
Stufe 2: Gesteigerter Arbeitseinsatz
Stufe 3: Zurückstellung eigener Befindlichkeiten und Bedürfnisse
Stufe 4: Problemverdrängung
Stufe 5: Keine Zeit zum Ausspannen
Stufe 6: Verleugnung eigener Verantwortung
Stufe 7: Soziale Abkapselung
Stufe 8: Persönlichkeitsveränderung
Stufe 9: Selbstentfremdung
Stufe 10: Gefühl innerer Leere
Stufe 11: Depression, Erschöpfung, Hoffnungslosigkeit
Stufe 12: Seelischer und körperlicher Zusammenbruch

Das Schaubild in Abbildung 2.2 soll diese bedrohliche „Spirale" verdeutlichen.

Die Schritte dieser Eskalationsspirale werden von den Betroffenen häufig
zunächst nicht bewusst wahrgenommen (45).

In diesem Zusammenhang muss betont werden, dass die folgenden Phasen-
beschreibungen als theoretisches Modell eines Burnout-Prozesses zu verstehen
sind und diese Stufen nicht zwingend exakt in der dargestellten Reihenfolge

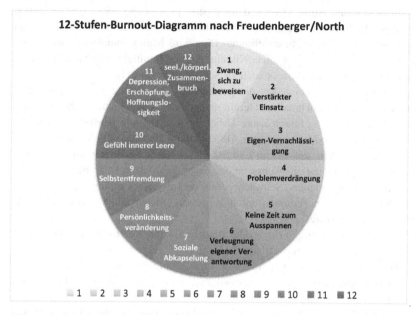

12-Stufen-Burnout-Diagramm nach Freudenberger/North

■ 1 ■ 2 ■ 3 ■ 4 ■ 5 ■ 6 ■ 7 ■ 8 ■ 9 ■ 10 ■ 11 ■ 12

Abbildung 2.2 Burnout-12-Stufen-Diagramm nach Freudenberger/North (45) (eigene Darstellung)

beobachtet werden müssen. Zusammenfassend kann jedoch gesagt werden, dass diese zwölf Stufen ein probates Modell abgeben, um die Eskalationsspirale im Sinne von Warnsignalen auf dem Weg zum Burnout nachvollziehbar und derartige Symptome identifizierbar zu machen (45,46).

So ist die erste Stufe der Beginn eines sehr schleichenden Prozesses, der zunächst damit einsetzt, dass man eine besondere Begeisterungsfähigkeit für seine Arbeit an den Tag legt. Dazu tritt dann eine gesteigerte Erwartungshaltung an sich selbst, bis die Grenzen eigener Leistungsfähigkeit aus den Augen verloren werden oder persönliche Bedürfnisse in den Hintergrund treten (45).

In der zweiten Stufe kommt es zu einem verstärkten beruflichen Einsatz, z. B. indem man eine besondere Bereitschaft entwickelt, neue zusätzliche Aufgaben zu übernehmen, oder einen Hang zum Perfektionismus entwickelt. Dies kann so weit gehen, dass freiwillig Mehrarbeit und unbezahlte Überstunden gemacht werden, sogar an freien Tagen, Feiertagen, Wochenenden und im Urlaub. Hinzutreten kann dann das Gefühl, unentbehrlich zu sein, eine häufige Triebfeder für derartige Verausgabungen (45).

In der dritten Stufe werden dann eigene persönliche wie auch lebensnotwendige Bedürfnisse chronisch vernachlässigt, wie z. B. die Aufgabe einer liebgewonnenen Freizeitbeschäftigung. Dies wird häufig kompensiert mit einem gesteigerten Konsum von Kaffee, Nikotin, Aufputschmitteln oder Medikamenten. Zuweilen führt dieser Prozess auch zu Schlafstörungen (45).

Die vierte Stufe beinhaltet die gesteigerte Verleugnung aufgetretener Probleme. Damit ist manchmal ein Gefühl mangelnder Anerkennung verbunden, was zur Desillusionierung führen kann. Dabei treten vermehrte Fehlzeiten, verspäteter Arbeitsbeginn oder vorverlegter Arbeitsschluss als Ausdruck des Widerstands, zur Arbeit zu gehen, auf, bis im Extremfall der gänzliche Verlust der Arbeitsmoral (innere Kündigung) als Kehrseite des zuvor durchlebten Überengagements. Es kommt zu Energiemangel, Schwächegefühl und diversen Fehlleistungen wie etwa Nichteinhaltung von Terminen durch Vergessen, Nichterfüllung oder fehlerhafte Erledigung von Aufgaben (45).

In der fünften Stufe verlieren die Betroffenen die Kontrolle, sich zu erholen und die „Batterie wiederaufzuladen" (45).

In der sechsten Phase kommt es zu Verdrängungstendenzen. Die Betroffenen leugnen zunehmend eigene Verantwortlichkeiten im Zusammenhang mit den für sie unerträglich werdenden Umständen (45).

Mit der siebten Stufe wird die soziale Abkapselung erreicht. Die Betroffenen ziehen sich zurück und weichen sozialen Kontakten, die sie nunmehr als belastend empfinden, aus. Dann ist auch der Beziehungs-Burnout nicht fern, der sich in Problemen in der Partnerschaft äußert (45).

Mit der achten Stufe geht eine signifikante Persönlichkeits- und Verhaltensänderung einher. Der Abbau sozialer Kontakte der letzten Stufe mündet nun in Einsamkeit, Eigenbrötelei, Selbstmitleid sowie gereizte Reaktionen auf von außen herangebrachte Zuwendung.

In der neunten Phase wird der Zustand der Selbstentfremdung erreicht. Mit der zuvor erlebten Verflachung des sozialen Lebens geht das Gefühl für die eigene Persönlichkeit verloren. Stattdessen macht sich innere Leere breit und mit der Entfremdung fühlen die Betroffenen die Sinnlosigkeit ihrer Existenz. Sie funktionieren nur noch „automatisch" und psychosomatische Reaktionen verstärken sich (45).

Die folgende Phase zehn verstärkt das Gefühl innerer Leere und setzt phobische Zustände, Panikattacken und Angst vor Menschen frei, die durch Eigenbröteleien, Einsamkeit und eine negative Einstellung zum Leben noch gefördert werden. Es kann zu ausufernder sinnlicher Befriedigung kommen, etwa zu Kaufräuschen, Essattacken oder anderen, auch sexuellen Ersatzbefriedigungen (45).

In Phase elf verdichten sich die zuvor ausgebrochenen Symptome zu Depression und Erschöpfung. Die negative Lebenseinstellung mündet in Hoffnungslosigkeit, existenzieller Verzweiflung und Suizidgedanken (45). Mit der letzten, der zwölften Stufe ist die völlige geistige, körperliche und emotionale Erschöpfung erreicht. Symptome können ein angegriffenes Immunsystem, Herz-Kreislauf-Erkrankungen, Magen-Darmerkrankungen usw. sein. Suizidgedanken und Selbstmordgefahr sind virulent. Der Burnout ist da (45).

Der Burnout-Begriff Freudenbergers versteht sich ausschließlich als das Ergebnis einer beruflichen Überlastung, ohne andere Einflussfaktoren einzubeziehen (47).

2.1.4 Maslach Burnout Inventory

Einen etwas anderen Ansatz verfolgt das Maslach Burnout Inventory MBI (48). Dieses gliedert das Burnout-Syndrom in drei Komponenten (49):

* psychische Erschöpfung,
* Derealisationstörung und
* verringertes Leistungsvermögen.

Die Erschöpfung ist die Folge beruflicher Überforderung bei gleichzeitigem Ressourcenverlust. Damit schwindet die Energie, ohne dass die Betroffenen Erholung erlangen können. Zynismus und Distanziertheit bilden die zweite Komponente und äußern sich in Gleichgültigkeit und Negativität im Rahmen der Arbeitsleistung. Quantität und Qualität der Aufgabenerledigung am Arbeitsplatz nehmen ab und gleichzeitig verdrängt bei den Betroffenen der Zynismus den Idealismus. Eingeschränkte Leistungsfähigkeit und ein Gefühl der Ineffizienz verändern den eigenen Blickwinkel auf den ausgeübten Beruf hin zu einer negativen Distanzierung und der Hinterfragung der Berufswahl (48).

Maslachs Ansatz hatte vorzugweise die helfenden Berufe im Focus (49). Die Wissenschaft hat dies in der Folgezeit als zu eng empfunden und den Burnout auf rund 60 andere Berufs- oder Personengruppen angewandt (40).

2.1.5 Burnout-System nach Burisch

Die Frage nach der Entstehung von Burnout wird unterschiedlich beantwortet. Ein erster Ansatz waren rein arbeitsbezogene Stressoren als primäre Risikofaktoren (44,49), während in jüngerer Zeit der Weg hin zu integrativen Modellen geht. Nach Burisch (40) können Risikofaktoren sowohl in den individuellen Persönlichkeitsmerkmalen wie z. B. in mangelnder Selbstachtung oder dem Bedürfnis nach Effektivität begründet sein als auch in Umweltfaktoren wie z. B. berufsbezogenen Stressoren oder gesellschaftlichen Zwängen und Normen.

Burisch (40) strukturiert sein Burnout-System in sieben Stufen:

1. zu Beginn Warnanzeichen
2. verringerter Arbeitseinsatz
3. emotionaler Reflex sowie Suche nach verantwortlichen Dritten
4. körperliche und seelische Reduktion
5. Affektverflachung
6. Symptome auf psychosomatischer Ebene
7. emotionaler Tiefpunkt

Burisch (40) begreift die Burnout-Forschung in drei Entwicklungsstufen. Die erste Stufe setzt mit Freudenbergers „Staff Burn-Out" ein und zeichnet sich durch die Beschreibung von Stressfaktoren in bestimmten Berufen, Falldarstellungen und Selbsterfahrungsberichten aus.

Die verschiedenen Phasen werden ähnlich Freudenberger mit spezifischen Symptomen charakterisiert, die jedoch nicht zwingend jeweils allesamt auftreten müssen. Burisch ermittelt über 120 Burnout-typische Symptome (40).

Wachsende Relevanz und Präsenz erlangte das Burnout-Syndrom vor allem durch die immer rasanter sich beschleunigende Arbeitswelt und die weiter zunehmenden und komplexer werdenden beruflichen Anforderungen sowie die Herausforderungen zur eigenverantwortlichen Gestaltung des eigenen Lebens (47).

2.1.6 Integrativer Ansatz nach Manzano-García

Eine solche integrative Herangehensweise an die Erschließung von Burnout verfolgen auch Manzano-García und Ayala-Calvo (50), indem sie zum einen individuelle Stressoren wie z. B. negative persönliche Erfahrungen oder mangelnde soziale Beziehungen und zum anderen berufsbezogene Stressfaktoren wie arbeitsbedingte Überforderung oder mangelnde arbeitsbezogene Wertschätzung einbeziehen. Danach beeinflussen individuelle Merkmale wie z. B. Selbstwirksamkeit oder hohe Erwartungen die persönlichen und berufsbezogenen Umstände und umgekehrt. Die Folge sind Outputs in Form von unerfüllten Erwartungen und Demotivation, was im schlimmsten Fall zur Begünstigung eines Burnouts führt (50).

2.2   Stress

2.2.1   Definition

Es gibt keine allgemeinverbindliche Definition von Stress, sondern wie auch bei dem Begriff des Burnouts verschiedene Interpretationsansätze.

Nach Selye (51) ist Stress eine Reaktion auf belastende Einflüsse. Diese negativen Stimuli bezeichnet er als allgemeines Anpassungssyndrom. Dieses Syndrom setzt sich aus den Phasen Alarm, Widerstand und im Falle einer gescheiterten Reaktion des Individuums auch aus Erschöpfung zusammen.

Beschreibungen des Stimulus gehen von der Umgebung als maßgebliche Quelle der Stressoren aus. Dagegen konzentrieren sich Reaktions-Definitionen auf Stress als Zustand eines Individuums oder als Folge eines belastenden Einflusses (52).

Dagegen geht Lazarus (53) davon aus, dass es bei der Auslösung von Stress entscheidend auf kognitive Bewertungsprozesse der Betroffenen ankomme. Stress werde bei Menschen dann ausgelöst, wenn diese die Aufgaben und Herausforderungen nicht bewältigen können. In einer ersten Phase prüft das Individuum, ob das konkrete Ereignis eine positive, neutrale oder negative Wirkung entfaltet. In der zweiten Phase eruieren die Betroffenen, inwieweit sie über ausreichende Ressourcen verfügen, um dieses herausfordernde Ereignis zu meistern. Um einen Stressor handelt es sich dann, wenn das Individuum bei seiner Analyse erkennt, dass es zur Bewältigung des negativen Ereignisses über keine ausreichenden Hilfsmittel verfügt (53).

Dieses Modell versteht Stress im Gegensatz zum Stimulus- bzw. Reaktions-Modell als Produkt der Interaktion zwischen Individuum und Umwelt (52). Dabei spielen Bewältigungsressourcen eine zentrale Rolle, wie auch die Conservation-of-Resources-Theorie (54) Stress als Auslöser des zu Burnout führendem Verlust dieser Ressourcen begreift.

Nach Stadler (56) folgt Stress aus einer psychischen Über- oder Unterfor-
derungssituation. Die Betroffenen begegnen Anforderungen, die aufgrund ihrer
subjektiven Einschätzung entweder ihre individuelle Leistungsfähigkeit übersteigen oder unterfordern. Derartige Beanspruchungen können extrinsischer Natur
sein, wie etwa verursacht durch fordernde Patient*innen. Andererseits gibt es
intrinsische Faktoren, die sich in inneren Wertmaßstäben, individuellen Ansprüche oder Zielsetzungen wie z. B. Präsentismus oder Perfektionismus äußern.
Stadler begreift Stress mithin als transaktionales Modell nach Lazarus (52) und
beschreibt das Phänomen als „negativ erlebte Folge einer Diskrepanz zwischen
auf einen Menschen einwirkenden Belastungen und individuell wahrgenommenen
Bewältigungsmöglichkeiten und -fähigkeiten" (56). Siehe hierzu Abbildung 2.3.

Abbildung 2.3 Stress als
negative Beanspruchung
(Stadler (56))

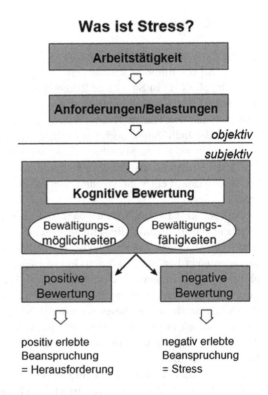

Nach Maslach, Schaufeli und Leiter (55) sind chronischer gefühlsmäßiger
und zwischenmenschlicher beruflicher Stress Auslöser von Burnout: Aus der
Erkenntnis des Nichtvorhandenseins ausreichender Ressourcen und dem daraus

resultierenden Gefühl der Überforderung der Betroffenen folgt die emotionale Erschöpfung und damit die Basis der individuellen Stress-Dimension des Burnouts.

Gegenstand einer in England Anfang dieses Jahrhunderts durchgeführten Langzeitstudie (57) waren die Ursachenzusammenhänge von Stress und den drei Burnout-Komponenten nach dem Maslach Burnout Inventory MBI bei Ärzten beiderlei Geschlechts. Als Ergebnis konnte festgestellt werden, dass ein wechselseitiger Zusammenhang zwischen emotionaler Erschöpfung und Stress bestand. In diesem Kontext wurde nachgewiesen, dass eine gesteigerte individuelle Leistungsfähigkeit einen entsprechend höheren Stresslevel bedingt. Im Gegenzug führte die Depersonalisation zu einer Abschwächung des Stresslevels. Die Reaktionen aus der Stresssituation heraus äußerten sich in diversen physischen und psychischen Veränderungen. Einerseits gab es Reaktionen der Atmung, Verdauung, der Muskelanspannung, des Herzens und des Gefäßsystems sowie Veränderungen neuronaler, immunologischer und endokriner Art. Auf der anderen Seite zeigten sich Verhaltensänderungen bei Wachsamkeit und Aufmerksamkeit. Die Konsequenz dieser Verhaltensveränderungen sind ernstzunehmende Schwierigkeiten bei der Bewältigung von Aufgaben und Problemen bzw. entsprechenden Minderleistungen (57). Auch führt dies zu Konflikten in sozialen Beziehungen. All dies mündet in eine Abschwächung des Wohlbefindens, der Lebenszufriedenheit und der Lebensqualität (58).

Wenn zwischen Beruf und Familienleben kein ausgewogenes Verhältnis besteht, handelt es sich um einen weiteren Stressor. Nach Wang, Lesage, Schmitz und Drapeau (59) führt dieses Ungleichgewicht zu einem gesteigerten Risiko für psychische Erkrankungen. Eine Einbeziehung der beruflichen wie privaten Lebensumstände in die Stress-Analyse ist nach Fan, Blumenthal, Watkins und Sherwood (60) unverzichtbar.

2.2.2 Stressmodelle

Nach dem Job-Demand-Control-Modell von Karasek (61) besteht ein enger Zusammenhang zwischen Stress und psychischer Belastung. Stress führt erkennbar zu einer seelischen Belastung, wenn hohe Anforderungen an die berufliche Tätigkeit mit einem geringen Entscheidungsspielraum einhergehen. Dieser Befund wurde mit einer Langzeitstudie von Dalgard et al. (62) dahingehend bestätigt, dass die psychische Gesundheit leidet, wenn berufliche Anforderungen auf geringe Kontrollmöglichkeiten treffen, wobei die Komplexität der Anforderungen keine entscheidende Rolle spielen soll. Die Möglichkeit der Ausübung von

Kontrolle bei der Bewältigung von beruflichen Aufgaben stellt also ein Korrektiv hinsichtlich der Risiken seelischer Belastungen dar.

Nach einer anderen Studie (63) führt beträchtlicher Entscheidungsspielraum trotz hoher beruflicher Anforderungen tendenziell zu beruflicher Zufriedenheit, während umgekehrt bei geringem Entscheidungsspielraum die berufliche Zufriedenheit erkennbar abnimmt. Aber nicht nur die berufliche Zufriedenheit leidet. Auch das Individuum nimmt seelischen Schaden. Die Forscher beobachteten ein gesteigertes Risiko für Depression, weitere depressive Störungen und Angststörungen bei Berufstätigen, die bei hohen beruflichen Anforderungen an ihrem Arbeitsplatz kaum Kontrollmöglichkeiten hatten (63).

Ein anderes Modell, das sog. Effort-Reward-Imbalance-Modell von Siegrist (64) sieht die Ursache von Stress in Arbeitsbedingungen, die von hohem Aufwand und geringer Belohnung gekennzeichnet sind. Ein derartiger Stress führt zu negativen Folgen hinsichtlich der physischen wie psychischen Gesundheit (65).

Im Rahmen einer statistischen Erhebung, die die Ergebnisse mehrerer Studien zusammenfasst, identifizieren Rugulies, Aust und Madsen (66) ein verstärktes Risiko für depressive Probleme, wenn Aufwand und Belohnung in keinem angemessenen Verhältnis zueinanderstehen.

2.2.3 Stressreport

Der deutsche Stressreport 2019 (67) basiert auf der siebten Welle der BIBB/ BAuA-Erwerbstätigenbefragung, die zwischen Oktober 2017 und April 2018 mittels mobil- und festnetztelefonischer und computergestützter Befragung bei ca. 20.000 Berufstätigen in Deutschland durchgeführt wurde.

Hinsichtlich der Arbeitsintensität der abhängig Beschäftigten konnte eine heterogene Entwicklung festgestellt werden. Die Anforderung, häufig „sehr schnell arbeiten zu müssen" war im Vergleich zu 2006 leicht rückläufig. Gleichwohl ergab die Erhebung, dass 60 % der an der Befragung Teilnehmenden von häufig auftretendem Termin- und Leistungsdruck, 48 % der Befragten von der Herausforderung, verschiedene Aufgaben parallel zu bewältigen, 46 % von Störungen und Unterbrechungen bei der Arbeit und 34 % davon berichteten, sehr schnell arbeiten zu müssen. Auffällig ist in diesem Zusammenhang, dass die Anzahl derer, die häufig von starker Arbeitsintensität betroffen sind, im Vergleich zu 2006 gestiegen ist. Zugenommen hat auch der Anteil der Berufstätigen, die über psychische oder physischer Erschöpfung, allgemeine Müdigkeit, Mattigkeit, Erschöpfung oder nächtliche Schlafstörungen klagen. 16 % gaben an, an die Grenze ihrer Leistungsfähigkeit gelangt zu sein (67).

Im Vergleich der beiden Erhebungszeiträume ist bei fast allen Ausprägungen der Arbeitsintensität ein Anteil der Teilnehmenden festzustellen, die angaben, belastet zu sein, sofern sie davon häufiger betroffen sind. Diese sogenannte relative Belastungswahrnehmung stieg hinsichtlich „Arbeiten an der Grenze der Leistungsfähigkeit" und „sehr schnelles Arbeiten müssen" jeweils um acht Prozentpunkte, bezüglich „starkem Termin- und Leistungsdruck" um sieben Prozentpunkte und bei der „gleichzeitigen Bewältigung verschiedener Aufgaben" um sechs Prozentpunkte. Allein das Arbeitsmerkmal Arbeitsunterbrechung blieb unverändert (67).

Die Stressreports der Bundesanstalt für Arbeitsschutz und Arbeitsmedizin belegen die Nachhaltigkeit, mit der die Berufstätigen mit den stark angestiegenen arbeitsbezogenen Stressoren konfrontiert und in der Folge den daraus resultierenden gesundheitlichen Konsequenzen belastet werden. Diese zunehmende Zahl und wachsende Gewichtung von Stressoren ist auf eine dramatisch sich verändernde und beschleunigte Arbeitsorganisation zurückzuführen. Die Rede ist von einer Zunahme von Anforderungen wie Multitasking, Zeitdruck, Störungen und auch Monotonie in den Arbeitsprozessen.

Dies geht so weit, dass aufgrund des Arbeitsdrucks teilweise auf die gesetzlich vorgeschriebene Arbeitspause verzichtet wird. Die Studie bestätigte, dass Handlungsspielräume, aber auch sozialer Support am Arbeitsplatz, als essentielle Ressourcen zur Bewältigung der Probleme wahrgenommen werden. Des Weiteren waren alle Hierarchieebenen betroffen (67).

Bedeutende Anforderungen wie permanente Konzentration, hohes Arbeitstempo, Termin- und Leistungsdruck, Unterbrechungen der Arbeitsprozesse sowie große Verantwortung sind die Kernkomponenten in der Belastungsskala (68). Die höchsten Belastungswerte wurden für in der Gesundheits- und Sozialbranche Tätige ermittelt. Hinsichtlich der Differenzierung zwischen Männern und Frauen stellte sich heraus, dass Frauen zwar häufiger über Beschwerden klagten, andererseits aber ihre Arbeitsbelastungen als geringer einschätzten (68).

2.2.4 Unterschiede zwischen Stress und Burnout

Bei Stress und Burnout handelt es sich um unterschiedliche Erscheinungsformen mit differenzierten Einfluss- und Wirkungsfaktoren. Pines und Keinan fanden in ihrer Studie (69) heraus, dass stressbezogene Belastung im Berufsalltag einen höheren Stellenwert ausmachte als Burnout. Andersherum hingen Bedeutung und Wichtigkeit des Berufs erkennbar mehr mit Burnout zusammen als mit Stressfaktoren. In diesem Kontext trat auch zutage, dass Burnout eng mit beruflicher Unzufriedenheit verknüpft war, mit Kündigungstendenzen und damit einhergehend emotionalen bis hin zu psychischen Auffälligkeiten.

International ist die Forschung zu Burnout bei Mediziner*innen weiter als in Deutschland (70,71). Aufgeholt hat die Wissenschaft erst in den letzten rund 15 Jahren (8,72,7,73,74).

Die Findung allgemeingültiger Prävalenzen dürfte aufgrund methodischer Differenzen schwierig sein (2,8). Solche Prävalenzen weisen für Ärzt*innen eine Bandbreite zwischen rund 20 % und 40 % auf (8,73). Aufgrund der Ergebnisse kann bei Ärzte*innen jedenfalls von einem erhöhten Burnout-Risiko ausgegangen werden (8,2,72,74).

Ursachen für das Burnout-Syndrom sind danach überhöhte Arbeitsanforderungen, unangemessene Gegenleistungen, unzureichende Entscheidungskompetenzen, fehlende Zeit für administrative Aufgaben und Kollegenkontakte sowie mangelnde Vereinbarkeit mit dem Privatleben (12,75,76,77,78). In diesem Zusammenhang wird auch beobachtet, dass häufig die Zeit fehlt, sich ausreichend um die eigene Gesundheit zu kümmern (79).

Zufriedenheit mit der Work-Life-Balance einerseits und Burnout andererseits waren Gegenstand einer US-amerikanischen Vergleichsstudie. Die von Shanafelt et al. untersuchte Vergleichsstichprobe von 7.288 Ärzt*innen und 3.442 Arbeitnehmer*innen zwischen 22 und 65 Jahren offenbarte für die Ärzteschaft ungünstigere Werte (80).

2.3   Vereinbarkeit von Beruf und Privatleben

Im Zusammenhang mit den arbeitsbezogenen Belastungen von Berufstätigen kommt der Interaktion zwischen Beruf und Privatleben ein besonderer Stellenwert zu. Um Arbeit und Privatleben miteinander in Einklang zu bringen, sind erhebliche Anstrengungen nötig. Flexibilität ist erforderlich, sowohl im Bereich der Arbeit wie im Privatleben. Um das Erwerbsleben nicht zu gefährden, sind Einschränkungen bezüglich der Teilhabe am Privatleben, also dem Familienleben, dem gesellschaftlichem Leben und der Befriedigung individueller Bedürfnisse unvermeidbar. So können Probleme beruflicher Natur auf Partnerschaft und Familie übergreifen, aber auch umgekehrt (77,80).

Mehrere Studien haben dieses Phänomen aufgegriffen und die als Work-Family-Interference, Work-Life-Balance bzw. Work-Family-Conflict bezeichnete Problematik, auch vor dem Hintergrund des Arztberufes, behandelt (81,82,9).

Existentielle Ängste und Sorgen können dazu führen, dass die Betroffenen trotz Erkrankung zur Arbeit gehen. Dieses Phänomen wird als Präsentismus bezeichnet (83). Dass dies gesundheitliche Schädigungen, psychisch wie physisch bedingen kann, liegt auf der Hand.

In der ICD-11 der Weltgesundheitsorganisation (WHO) (84) wird die Krankheit wie folgt definiert – hier ins Deutsche übersetzt: „Burn-out ist ein Syndrom, das seine Ursache in unbewältigtem chronischem Stress am Arbeitsplatz hat. Es ist durch drei Dimensionen gekennzeichnet:

1. Gefühle von Energiemangel oder Erschöpfung,
2. zunehmende geistige Distanziertheit bzw. Gefühle von Negativismus oder Zynismus gegenüber der eigenen beruflichen Tätigkeit,
3. abnehmende berufliche Leistung.

Burnout hat ausschließlich mit Vorgängen im Berufsleben zu tun und sollte nicht im Zusammenhang mit anderen Lebensbereichen Anwendung finden" (84).

Auslöser eines Burnouts können eine geringe berufliche Zufriedenheit und ein als stressig empfundener Arbeitsplatz wegen hoher Arbeitslast sein; außerdem kommt als ein weiterer Trigger der ungenügende Ausgleich zwischen Arbeit und Freizeit in Betracht (85).

Es hat nicht an Versuchen zur Harmonisierung unterschiedlicher Definitionsversuche gefehlt. Demerouti hat dazu folgende Gemeinsamkeiten herausgearbeitet (86,87):

• Starke Motivation zu Beginn der beruflichen Tätigkeit
• Frustration bei Verfehlung der Ziele und Erwartungen
• Kompensation der aufgrund der Frustration entstehenden Enttäuschung durch Zynismus und Depersonalisierung
• Widriges Arbeitsumfeld (Ungleichgewicht vom Niveau der Anforderungen gegenüber den nur unzureichend zur Verfügung stehenden Ressourcen)
• Mangelnde Effizienz der Problembewältigung.

Die Aufgabenstellung der vorliegenden Arbeit liegt nicht in der Diskussion der verschiedenen Interpretationen des Burnout-Phasen-Modells. Vielmehr dient dieser Exkurs der Einführung und zum besseren Verständnis der Untersuchung der auf die zwei Berufsgruppen ausgerichteten Studie zu beruflichen Belastungen. Ob nun z. B. die Problemverdrängung als Symptom an vierter, sechster oder anderer Stelle in der Eskalationsspirale steht, ist für die nachstehende Untersuchung unerheblich. Überwiegend dürften insbesondere emotionale Erschöpfung, Unzufriedenheit mit der eigenen Aufgabenbewältigung, dem Verhältnis zu beruflichen wie privaten Umgebung und Arbeitsüberdruss ausschlaggebende Faktoren sein.

2.4   Modelle zur Messung von Belastungen

Der Fragebogen von Alfermann und der Gießener Beschwerdebogen GBB-2 von
Brähler und Scheer dienen der unmittelbaren Erfassung physischer und psychischer Beschwerden. Die Fragebögen von Siegrist und Fahrenberg et al. wählen
einen weiteren Erfassungshorizont. Siegrist eruiert mit seinem Fragebogen zu
beruflichen Gratifikationskrisen das Verhältnis von Verausgabung und Belohnung,
während Fahrenberg et al. die Lebenszufriedenheit unter Einbeziehung individuell
als bedeutsam erkannter Lebensbereiche und -ereignisse ermittelt.

2.4.1   Siegrist

Im Rahmen der medizinischen Erwerbstätigkeit werden auf vertraglichen Grundlage, also aufgrund eines Zahnarzt- bzw. Arztvertrages medizinische Leistungen
seitens der Patientenschaft nachgesucht, die eine mehr oder weniger den beson-
deren Umständen des Einzelfalles entsprechend ausgeprägte Verausgabung der
Zahnärzt*innen bzw. Ärzt*innen nach sich ziehen (64,15).

Nach dem Prinzip der sozialen Reziprozität erfolgen für vertraglich in
Anspruch genommene berufliche, hier also medizinische Leistungen – nach
Vorstehendem also unter dem Begriff der Verausgabung subsumierbar -, mehr
oder weniger ausgeprägte Belohnungen, d. h. Gratifikationen, und zwar auf drei
Ebenen:

- Einkommen und beruflicher Aufstieg
- Fachliche Anerkennung/soziale Wertschätzung
- Arbeitsplatzsicherheit (64,15)

Im Praxisalltag wie in jedem Berufsleben kommt es zu Situationen, in denen
gegen den Grundsatz der sozialen Reziprozität verstoßen wird, indem es letztlich zu einem temporären oder im ungünstigen Fall dauerhaften Ungleichgewicht
zwischen einer deutlichen Verausgabung und einer dieser nicht annähernd entsprechenden Belohnung kommen kann, kurz zu einem hohen Einsatz gegen
niedrigen Ertrag (engl.: Effort-Reward-Imbalance – ERI) (64,15).

Ein derartiges Szenario ist geeignet, bei den Berufsträger*innen negative
Affekte und zentralnervöse Aktivierungen hervorzurufen, sogenannte Stresserfahrungen im Sinne beruflicher Gratifikationskrisen (64,15).

Frequenz und Intensität dieser Stresserfahrungen variieren nicht nur in Abhängigkeit von in der Berufsausübung angelegten äußeren Umständen, sondern

auch in Abhängigkeit von Persönlichkeitsmerkmalen (individuelle berufliche Verausgabungsneigung). Bei einer übersteigerten Verausgabungsneigung werden ungünstige Relationen aus Verausgabung und Belohnung durch den Betroffenen selbst herbeigeführt bzw. aufrechterhalten (64,15).

Im Erwerbsleben der Mediziner*innen kommt dieser Situation grundlegendes Gewicht zu, da es den Kernmechanismus der wirtschaftlichen Existenzsicherung ausmacht. Darüber hinaus festigt die erfolgreiche Realisierung des Prinzips der Reziprozität das Selbstwertgefühl des Betroffenen, dessen Selbstwirksamkeit und die Einbindung in eine berufliche wie soziale Gruppe (64,15).

So ist nachvollziehbar, dass ein Ungleichgewicht zwischen Verausgabung und Belohnung (extrinsische Modellkomponente) Gesundheitsrisiken nach sich ziehen kann. Außerdem kann eine gesteigerte berufliche Verausgabungsneigung (intrinsische Modellkomponente) ein höheres Krankheitsrisiko bedingen (88,89). Siehe hierzu Abbildung 2.4.

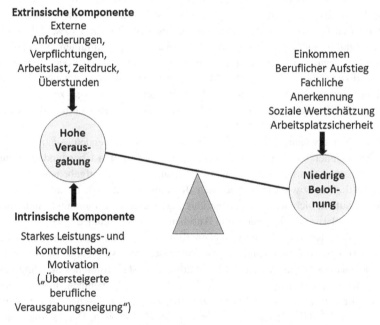

Abbildung 2.4 Modell beruflicher Gratifikationskrisen bei Mediziner*innen (eigene Darstellung in Anlehnung an Siegrist (15))

Auf der Verausgabungsseite sind stets beide Faktoren gefordert. Einerseits die extrinsische Anforderung, also die Verpflichtung, Anforderungen zu erfüllen und Leistungen zu erbringen, andererseits die intrinsischen Komponente, hochmotiviert viel leisten und alles kontrollieren zu wollen. Es müssen also beide Modellkomponenten zusammenkommen (64,15).

Es gibt demnach dann keine Gratifikationskrise, wenn zwar die extrinsischen Anforderungen vorhanden sind, die Betreffenden aber darauf nicht ansprechen, d. h. keine korrespondierenden Leistungsansprüche an sich selbst haben. Im umgekehrten Fall verhält es sich genauso. Es fehlt auch dann an einer Gratifikationskrise, wenn die Mediziner*innen zwar hohe Ansprüche an sich selbst stellen, die allerdings durch keine externen beruflichen Anforderungen abgerufen oder nachgefragt werden (64,15).

Herrscht wie in Abbildung 2.4 ein Ungleichgewicht dergestalt, dass die Mediziner*innen trotz hoher Verausgabung nur einen nicht angemessenen, weil geringeren Verdienst erzielen, so entwickeln sich aufgrund dieses Normbruchs starke negative Emotionen und demzufolge Stressreaktionen, die ein erhöhtes Krankheitsrisiko auslösen. Dieser Zustand perpetuiert sich immer dann, wenn sich für den betreffenden Arzt bzw. die Ärztin oder Zahnarzt bzw. Zahnärztin keine Handlungsalternativen ergeben, die Situation aus bestimmten, etwa strategischen Erwägungen oder anderen Motiven hingenommen wird oder aber dem/der Mediziner*in ein bestimmtes Motivationsmuster wesensimmanent ist, das man als „notorisches Überengagement" bezeichnet. Kommt es so zu einer chronischen Gratifikationskrise, steigt das Risiko einer stressassoziierten physischen oder psychischen Störung (64,15).

Der oben erwähnte Stress resultiert also aus der fehlenden Adäquanz von arbeitsbezogener Verausgabung, die sich z. B. in geleisteten Überstunden, Mehrarbeit aufgrund von Personalengpässen, berufsuntypischen Aufgaben etc. und der wirtschaftlichen bzw. sozio-emotionalen Belohnung ausdrückt. Derartige Gratifikationen äußern sich wie oben ausgeführt regelmäßig in Entlohnung, Sicherheit des Arbeitsplatzes, Beförderung und Ansehen sowie Renommée (89).

Nach dem Konzept der persönlichen Kontrolle erfahren die Betroffenen bei dem zuvor beschriebenen Ungleichgewicht zwischen Leistung und Anerkennung, dass sie entweder keine ausreichende Kontrolle über ihr berufliches Standing ausüben oder aber einen diesbezüglichen Kontrollverlust hinnehmen müssen. Dies löst negative Emotionen aus bis hin zum Risiko physiologischer Stressreaktionen wie etwa Anfälligkeiten für kardiovaskuläre Krankheiten, Depressionen oder Muskel-Skelett-Erkrankungen (90).

2.4.2 Fahrenberg et al.

Der Begriff der Lebenszufriedenheit gewinnt erst in den 1960er Jahren in der Psychologie und den Sozialwissenschaftlichen zunehmend an Beachtung. Dabei geht es auch immer um die Bedeutung von „Glück" und „Wohlbefinden" in der Gesamtschau der Lebenszufriedenheit (91,92,93).

Fahrenberg (94) definiert den Begriff der Lebenszufriedenheit als ein schwammiges, nicht ausreichend beschriebenes Konzept mit systemimmanenten methodischen Problemstellungen. Eine genaue Abgrenzung verschiedener möglicherweise nur vordergründig vergleichbarer „Synonyme" wie z. B. Wohlbefinden, Glück und der allgemeinen Lebensqualität findet nicht statt. In der Psychologie kann zwischen einer grundsätzlichen Einstellung zum Leben (Lebensgrundstimmung) und der komplexen Gewichtung individuell als bedeutsam erkannter Lebensbereiche und Lebensereignisse differenziert werden, die auch durch Krankheiten und deren Folgen beeinflusst werden können (94).

Bei der Beurteilung der Lebenszufriedenheit gibt es zwei Perspektiven. Zum einen das intraindividuelle Bezugssystem, zum anderen das interindividuelle Vergleichssystem. Letzteres vollzieht sich aus der Sicht eines Dritten wie z. B. eines Arztes bzw. einer Ärztin oder eines Psychotherapeuten bzw. einer Psychotherapeutin. Hier fließen mithin die individuelle Lebensgrundstimmung sowie die subjektiv empfundene Bedeutsamkeit des oder der Lebensbereiche bzw. die besondere objektive Lebenssituation unter Einbeziehung des Alters, Geschlechts, sozioökonomischer Verhältnisse und gesundheitlicher Bedingungen ein (94).

Stand der Forschung

3

3.1 Zahnärzt*innen

3.1.1 Deutsche Untersuchungen

Eine in 2010 durchgeführte Erhebung unter deutschen Zahnärzt*innen ergab, dass rund 61% ihre Berufsausübung als „überdurchschnittlich stressig" erlebten. Damit einhergehende Symptome wie Ängste, Müdigkeit, Schlafstörungen und Antriebsmangel wurden von mehr als der Hälfte der Studienteilnehmer angegeben; 44% der Befragten litten eigenem Bekunden zufolge an Depressionen und 13% hatten gar mit Suizidgedanken zu kämpfen (29). Kreyer (95) geht sogar davon aus, dass sich rund 30% der niedergelassenen Zahnärzte als Burnout-gefährdet fühlen, wobei ca. 13% tatsächlich vom sogenannten Burnout-Syndrom betroffen seien.

Als zahnarzttypische physische Belastung wird der Zahnartstuhl erkannt. Die Behandlung der Patient*innen an diesem Gerät zwingt die Zahnärzt*innent zu einer ergonomisch ungünstigen Körperhaltung, einer Position, die die Betroffenen häufig über Stunden einnehmen müssen (35,36). Nach Ruijter et al. (36) sind Folgen einer derart unnatürlichen Körperhaltung unter anderem Rücken-, Nacken- und Schulterschmerzen und in der Folgezeit gegebenenfalls auch psychische Probleme.

Bezüglich psychischer Auswirkungen weist Heinze (35) darauf hin, dass bei zahnmedizinischen Eingriffen eine starke körperliche Nähe ein entscheidender auslösender Faktor sein kann.

Weiter tragen Angst vor Problempatient*innen (schwierige – auch minderjährige – Patient*innen, Angstpatient*innen) als weitere Stressoren zum Belastungsspektrum bei (35,96,97). Jarleton (96) interviewte 114 Zahnmediziner*innen und

© Der/die Autor(en), exklusiv lizenziert an Springer Fachmedien Wiesbaden GmbH, ein Teil von Springer Nature 2024
D. A. Meyer-Theewen, *Berufliche Belastungen von Zahnärzten und Hausärzten im Vergleich*, https://doi.org/10.1007/978-3-658-45054-0_3

fand heraus, dass die Behandlung von Angstpatient*innen als äußerst unange-
nehm empfunden wird. Ein Drittel der teilnehmenden Zahnmediziner*innen gab
an, sogar regelrecht Angst vor der Versorgung von Angstpatient*innen zu haben.
Dabei waren Zahnärztinnen zahlenmäßig weit stärker mit der Behandlung von
Angstpatient*innen pro Tag belastet als ihre männlichen Kollegen und hatten
auch weit mehr Angst davor als die Zahnärzte (96).

Wesentliche Stressoren für Zahnmediziner*innen sind außerdem Zeitdruck
(97,98), erhöhte Gefahren für Infektionen (35,96,97), Terminabsagen, doloröse
Eingriffe, andauerndes Konzentrieren sowie immer wiederkehrende Arbeitsab-
läufe (97).

3.1.2 Spanische Studie zum Vergleich

Eine jüngere spanische Studie (46) untersucht, wie viele Zahnärzt*innen Symptome eines Burnouts aufweisen und worauf dies zurückgeführt werden könnte.
Rund 3,4% der Zahnärzteschaft in Spanien nahmen an der Studie teil, die auf
Grundlage des Maslach Burnout Inventory (MBI) erfolgte. Die Resultate der vor
der COVID-19-Pandemie durchgeführten Online-Befragung weisen nach, dass
weibliche Berufsträger, das Angestelltenverhältnis, Einzelkämpfer*innen und der
Beruf als Landzahnärzt*inen Faktoren für ein gesteigertes Burnout-Risiko bilden.

Die Tätigkeit als angestellte/r Berufsträger*in zeitigte in der Studie häufiger
Burnout-Symptome als bei Praxisinhaber*innen. Dies führten die Autor*innen
auf den Leistungsdruck zurück, dem sich Angestellte gegenüber ihrem/ihrer
Chef*in aussetzten. Die Tätigkeit in einer Einzelpraxis zeigte ebenfalls ein höheres Burnout-Risiko, was darauf zurückzuführen sein könne, dass der kollegiale
Austausch in einer Praxis mit mehreren Berufsträger*innen entkrampfend wirken
könnte. Die Höhe der Arbeitsstunden war laut Studie indes nicht ausschlaggebend
für das Auslösen von Burnout-Symptomen (46).

Als Ergebnis war festzuhalten: 61% der Teilnehmer*innen wiesen hohe Werte
in der ersten Phase, der sog. „Emotionalen Erschöpfung", auf, wohingegen 46%
hohe Werte in der zweiten Phase, der sog. „Depersonalisierung", zeigten. Alles
in allem hatten knapp 10% ein hohes Burnout-Niveau. Dabei war auffällig,
dass jüngere Zahnärzt*innen und solche mit kurzer Berufserfahrung anfälliger
für Burnout sind als ältere Zahnärzt*innen mit mehr Berufsjahren, was zu dem
Schluss führte, dass zwischen Berufserfahrung einerseits und Routine, Gelassen-
heit und Sicherheitsgefühl andererseits ein Zusammenhang erkannt werden kann.

Der Optimierungsdruck, gepaart mit einer insbesondere zu Beginn der Berufstätigkeit feststellbaren Idealisierung des Heilberufs, weiche mit den Jahren einer realistischeren Einschätzung der Heilerfolgschancen (46).

3.1.3 Irische Studie zum Vergleich

Eine in 2019 durchgeführte Befragung (99) von irischen Zahnärzt*innen, die an die weltweite Vereinigung „Dental Protection" angeschlossen sind, erbrachte anhand von 231 Rückläufern folgendes Bild:

Nahezu 40% waren mit ihrer Work-Life-Balance unzufrieden, weshalb mehr als ein Drittel eine Aufgabe des Berufs in Erwägung gezogen hatten. Eben diese Quote begann den Arbeitsalltag müde und erschöpft. Sogar 83% der Teilnehmer*innen gaben an, zur Arbeit zu kommen, auch wenn sie sich schlecht fühlten. 44% der Zahnärzt*innen waren der Meinung, dass deren persönliches Wohlergehen bei den Vorgesetzten bzw. Praxisinhaber*innen keine Priorität habe und mehr als 50% erklärten, dass es schwierig sei, sich eine kurze Pause abzuringen (99).

3.2 Hausärzt*innen

3.2.1 Deutschland

Eine 2009 in Rheinland-Pfalz durchgeführte Studie (100) hatte zum Ziel, die – insbesondere psychische – Gesundheit und das Ausmaß von Stressbelastung von Hausärzten systematisch zu untersuchen. Von $n = 2092$ konnten 790 (37,7%) Teilnehmende berücksichtigt werden. 25 % der Hausärzt*innen überschritten den Trennwert (Cut-off-Wert) ≥ 3 für Depression des PHQ-2 (Kriterien: Interessenverlust und niedergeschlagene Stimmung). Die Erhebung ergab, dass neben einer geringen Arbeitszufriedenheit psychische Beschwerden ein erhebliches Gesundheitsproblem bei Hausärzt*innen darstellen (100).

Eine in Schleswig-Holstein 2010 durchgeführte Befragung (101) bei 900 Ärzt*innen verschiedener Fachrichtungen stützte sich auf die standardisierten Instrumente Work-related Behaviour and Experience Pattern (AVEM) und Short Form-12 Health Survey (SF-12). Lediglich ein Drittel der Ärzt*innen gab eine hohe bis sehr hohe allgemeine Zufriedenheit mit der beruflichen Tätigkeit an. Während 18% der Ärzt*innen ein gesundes Verhaltens- und Erlebensmuster zeigten, war bei nahezu 40% eine reduzierte Arbeitsmotivation zu beobachten, 21% waren überanstrengt und 22% von Burnout bedroht (101) .

Nach Siegrist et al. (2010) ist das berufstypische Stressniveau deutscher
Hausärzt*innen im Verhältnis zum angloamerikanischen Raum deutlich höher
(102).

3.2.2 Internationale Erhebungen (Österreich und Schweiz)

Eine Untersuchung aus dem Jahre 2009 in Österreich (106) ergab, dass dor-
tige Hausärzt*innen in kleineren ländlichen Gebieten verhältnismäßig stärker von
Burnout-Symptomen betroffen waren. Dies deckt sich mit einer Schweizer Studie
aus dem Jahre 2005 (85).

Eine neuere österreichische Studie aus 2020 (103) mittels 200 durchgeführten Interviews von angestellten und selbstständigen Ärzt*innen unterschiedlicher
Fachrichtungen ergab Hinweise zu bestimmten Hauptstressoren. Mit knapp 57%
waren in der Belastungshierarchie Bürokratie und Verwaltungsaufwand die meist-
genannten Stressfaktoren, gefolgt von langen Arbeitszeiten und fehlender Freizeit
(42%). Schließlich kristallisierte sich bei niedergelassenen Ärzt*innen heraus,
dass der monotone Praxisalltag „Fließbandmedizin" als besonders belastend angegeben wurde (32%). Diese Monotonie führe bei geringer Selbstwirksamkeit und
Autonomie zu chronischem Distress, von Karasek als „Job Strain" bezeichnet
(2,104,105). Weitere wesentliche Stressfaktoren mit rund 20% waren nach dieser
Analyse jeweils anspruchsvolle Patient*innen, Angst vor Behandlungsfehlern und
monetäre Gratifikationsdefizite (103).

3.3 Vergleichende Untersuchungen von Humanmediziner*innen und Zahnärzt*innen

3.3.1 Deutschland

Eine explizit auf berufliche Belastungen fokussierte Studie zu Hausärzt*innen
bzw. Zahnärzt*innen gibt es für Deutschland nicht. Allerdings wurde in einer
2008 veröffentlichten Erhebung von Jurkat et al. (25) die Lebensqualität von
Zahnmediziner*innen untersucht und im Rahmen einer Vergleichsstudie den Werten von Humanmediziner*innen gegenübergestellt. Abgesehen davon, dass beide
Berufsgruppen angaben, mit ihrer Arbeitssituation unzufrieden zu sein, waren
die Werte der Unzufriedenheit bei den Humanmediziner*innen höher als bei

ihren Kolleg*innen der Zahnmedizin. Dies wurde insbesondere auf den stärkeren Zeitdruck in der humanmedizinischen Praxis zurückgeführt. Jurkat et al. (25) ermittelten, dass niedergelassene Humanmediziner*innen zwar ein weiteres Behandlungsgebiet als Zahnärzt*innen, die im Wesentlichen auf die Mundhöhle beschränkt seien, zu bewältigen hätten, andererseits aber körperlich weniger starken Anforderungen ausgesetzt seien. Immerhin müssten Zahnmediziner*innen unter besonderem körperlichem Einsatz dauernd äußerst präzise Behandlungen im Mikrometerbereich an Patient*innen vornehmen. Schließlich spiele die subjektive bzw. ästhetische Komponente im Behandlungsalltag der Zahnärzt*innen eine große Rolle. Die Zahnärzt*innen stünden also anders als ihre Kolleg*innen der Humanmedizin beständig auf dem Prüfstand ihrer Patient*innen, die nach Kategorien wie „schmerzlastige Behandlung", „Erscheinungsbild der Zähne/Kronen" und „Behandlungsdauer" urteilten (25).

Als Ergebnis der Studie hielten die Wissenschaftler*innen fest, dass sich die Lebenszufriedenheit der Humanmediziner*innen nicht nennenswert von denen der Zahnmediziner*innen unterschied (25).

3.3.2 Österreich (Tirol)

Der Schwerpunkt einer im Jahre 2016 durchgeführten Studie unter Tiroler Zahn- und Humanmediziner*innen (26) nach dem MBI-Handbuch von Maslach et al. war das berufsimmanente Burnout-Risiko. 1130 Mediziner*innen, das waren 17,3% der Tiroler Bevölkerung, wurden zur Online-Applikation Lime Survey aufgerufen. Von 196 Teilnehmenden waren insgesamt 182 Fragebögen auswertbar. 111 Humanmediziner*innen, davon 38 Frauen und 73 Männer, und 55 Zahnmediziner*innen, davon 15 Frauen und 40 Männer, erledigten die Befragung komplett. Der Altersmittelwert der Ärzt*innen betrug 50,2 Jahre. Zwischen acht und 15% wiesen sehr kritische Burnout-Werte auf (26).

Die Analyse der Burnout-Werte der Tiroler Mediziner*innen ergab, dass von einem moderaten Burnout-Risiko ausgegangen werden konnte (26).

3.4   Beruf und psychosoziale Krankheitsbilder

Berufsbedingte Stresssituationen und psychosoziale Belastungen und die daraus entstehenden Krankheitsbilder sind in den vergangen Jahren in Deutschland stärker in den Blickwinkel von Öffentlichkeit (vgl. zu (Print)Medien etwa Der Spiegel 24.01.2011 (107), 13.05.2022 (108), Stern 23.08.2012 (109), 19.12.2022 (110), Süddeutsche Zeitung vom 09.07.2010 (111), taz vom 19.12.2012 (112), 26.06.2022, Emonts (113), Werner (114) und Bothe (115), um nur einige wenige Publikationen zu nennen) und Wissenschaft und Forschung (105,116,117,68,118,119,120,67,121,122) gelangt.

Psychische Erkrankungen werden immer mehr als Ursache für die wachsende Anzahl an Arbeitsausfällen und Krankmeldungen erkannt (68,72,117,120,67,119,123). Dass Fehlzeiten wegen seelischer Erkrankungen immer häufiger auftreten, stellte sich aufgrund einer in 2012 durchgeführten Studie von Meyer et al. (123) heraus. So sollen sich von 1990 bis 2012 die psychischen Erkrankungen um mehr als 100% gesteigert und somit einen Anteil von knapp 10% sämtlicher auf Erkrankung zurückzuführender Fehlzeiten ausgemacht haben (123). Zok stellte einen Zuwachs von rund 80% seelisch bedingter Erkrankungen seit Ende des letzten Jahrhunderts fest (68).

Bei einer durchschnittlichen Arbeitsunfähigkeit von 17,0 Tagen je Arbeitnehmer*innen bezogen auf das Kalenderjahr 2021 (Stand Dezember 2022 (124); für 2020 17,1 Tage (125)) summieren sich die Arbeitsunfähigkeitstage auf 697,9 Millionen (für 2020 700,6 Millionen (125)). Basierend auf diesem Arbeitsunfähigkeitsvolumen ergibt eine Schätzung der Bundesanstalt für Arbeitsschutz und Arbeitsmedizin BAuA, dass sich die volkswirtschaftlichen Produktionsausfälle auf insgesamt 89 Milliarden Euro belaufen. Der Ausfall an Bruttowertschöpfung wird mit 153 Milliarden Euro veranschlagt (124). Tabelle 3.1 fasst die Ergebnisse zusammen.

Tabelle 3.1 Schätzung der volkswirtschaftlichen Produktionsausfallkosten und der ausgefallenen Bruttowertschöpfung durch Arbeitsunfähigkeit 2021 BAuA (124)

Ausfallzeiten	
41.022 Tsd. Arbeitnehmer/-innen x 17,0 Arbeitsunfähigkeitstage	
⇨ 697,9 Mio. Arbeitsunfähigkeitstage, beziehungsweise 1,9 Mio. ausgefallene Erwerbsjahre	
Schätzung der Produktionsausfallkosten anhand der Lohnkosten (Produktionsausfall)	
1,9 Mio. ausgefallene Erwerbsjahre x 46.700 € durchschnittliches Arbeitnehmerentgelt[1]	
⇨ ausgefallene Produktion durch Arbeitsunfähigkeit	89 Mrd. €
⇨ Produktionsausfall je Arbeitnehmer/-in	2.174 €
⇨ Produktionsausfall je Arbeitsunfähigkeitstag	128 €
⇨ Anteil am Bruttonationaleinkommen	2,4 %
Schätzung des Verlustes an Arbeitsproduktivität (Ausfall an Bruttowertschöpfung)	
1,9 Mio. ausgefallene Erwerbsjahre x 80.100 € durchschnittliche Bruttowertschöpfung[1]	
⇨ ausgefallene Bruttowertschöpfung	153 Mrd. €
⇨ Ausfall an Bruttowertschöpfung je Arbeitnehmer/-in	3.732 €
⇨ Ausfall an Bruttowertschöpfung je Arbeitsunfähigkeitstag	219 €
⇨ Anteil am Bruttonationaleinkommen	4,1 %

Bemerkenswert ist, dass Krankheiten des Muskel-Skelett-Systems und des Bindegewebes 160,7 Mio. Arbeitstage bei 20,5 Mrd. € Produktionsausfallkosten und 35,2 Mrd. € Ausfall an Bruttowertschöpfung ausmachen. Noch mehr hervorzuheben ist allerdings, dass das statistisch wertmäßig folgende Krankheitsbild mit 123,3 Mio. Arbeitstagen bei 15,8 Mrd. € Produktionsausfallkosten und 27,1 Mrd. € Ausfall an Bruttowertschöpfung die psychischen Erkrankungen und Verhaltensstörungen darstellen (125). Tabelle 3.2 fasst die Ergebnisse zusammen.

Besonders gefährdet sind dabei die öffentlichen und privaten Dienstleistungen mit einem erheblichen Anteil des Gesundheitswesens (124). Meyer et al. hatten bereits 2012 feststellen können, dass psychische Erkrankungen Ausfallzeiten von durchschnittlich 22,5 Tagen ausmachten und somit doppelt so viel Einfluss auf Ausfallzeiten haben als andere Erkrankungen (123). Siehe hierzu Tabelle 3.3.

Wurde eine Erwerbsminderungsrente wegen einer psychischen Erkrankung im Jahre 2000 rund 51.500 Menschen erstmals zugesprochen, stieg die Quote in 2020 um 42% auf ca. 73.000 (126,117). Während sich im Jahr 2000 noch 24,2% der erstmals gezahlten Erwerbsminderungsrenten auf psychischen Leiden gründeten, waren es im Jahre 2020 bereits 41,5%. Diese rasante Entwicklung zeigt, dass immer häufiger seelische Erkrankungen diagnostiziert werden, zumal die gesellschaftliche Stigmatisierung stark rückläufig ist (126). Dies hängt einerseits damit zusammen, dass in der arbeitenden Bevölkerung die Bereitschaft zunimmt, sich wegen psychischer Belastungen Ärzt*innen, Psycholog*innen oder

Tabelle 3.2 Produktionsausfallkosten und Ausfall an Bruttowertschöpfung nach Diagnosegruppen 2021 BAuA (124)

Diagnosegruppe	Arbeitsunfähigkeitstage		Produktionsausfallkosten		Ausfall an Bruttowertschöpfung	
				vom Bruttonationaleinkommen		vom Bruttonationaleinkommen
	Mio.	%	Mrd. €	in %	Mrd. €	in %
Psychische und Verhaltensstörungen	123,3	17,7	15,8	0,4	27,1	0,7
Krankheiten des Kreislaufsystems	33,9	4,9	4,3	0,1	7,4	0,2
Krankheiten des Atmungssystems	72,2	10,3	9,2	0,2	15,8	0,4
Krankheiten des Verdauungssystems	30,1	4,3	3,8	0,1	6,6	0,2
Krankheiten des Muskel-Skelett-Systems und des Bindegewebes	160,7	23,0	20,5	0,6	35,2	0,9
Verletzungen, Vergiftungen und Unfälle	74,6	10,7	9,5	0,3	16,4	0,4
Übrige Krankheiten	203,1	29,1	26,0	0,7	44,5	1,2
Alle Diagnosegruppen	697,9	100,0	89,2	2,4	153,1	4,1

Psychotherapeut*innen anzuvertrauen (127), andererseits damit, dass durch das medienwirksame Bekenntnis prominenter Betroffener, – zuletzt Kurt Krömer „Du darfst nicht alles glauben, was du denkst", 2022 (128) – die Öffentlichkeit zunehmend sensibilisiert wird.

Im März 2022 vermeldete der Psych-Report der DAK-Gesundheit (129) gestützt auf eine Erhebung des IGES Instituts für 2,4 Millionen bei der DAK versicherte Berufstätige, dass der Arbeitsausfall wegen seelischer Krankheiten im Jahre 2021 einen neuen Höchststand erreicht habe. Nach deren Verlautbarung lag das Niveau mit 276 Fehltagen je 100 Versicherten um 41% über dem von vor zehn Jahren. Ein auf der Psyche begründeter Krankschreibungsfall dauerte in

Tabelle 3.3 Arbeitsunfähigkeitsvolumen nach Wirtschaftszweigen 2021 BAuA (124)

| Wirtschaftszweige[1] | Arbeitneh-mer/-innen im Inland in Tsd. | Arbeitsunfähigkeits-tage | | Durchschnitt-liches Arbeit-nehmerentgelt in € | Durch-schnittliche Bruttowert-schöpfung in € |
		Tage pro Arbeit-nehmer/-in	Tage in Mio.		
Land-, Forstwirtschaft, Fischerei	358	16,9	6,0	23.500	54.600
Produzierendes Gewerbe ohne Baugewerbe	7.847	21,3	167,4	59.400	96.900
Baugewerbe	2.162	20,1	43,4	44.900	68.600
Handel, Verkehr, Gast-gewerbe, Information und Kommunikation	10.399	18,3	189,8	41.000	60.000
Finanz-, Versicherungs- und Unternehmens-dienstleister, Grundstücks- und Wohnungswesen	6.675	16,2	108,4	49.500	109.500
Öffentliche und sonstige Dienstleister, Erziehung, Gesundheit	13.581	21,9	298,1	43.100	50.600

2021 durchschnittlich 39,2 Tage, ein historischer Spitzenwert. Der Report offenbart weiter, dass während der COVID-19-Pandemie weibliche Beschäftigte im Alter ab 55 Jahren die weit höchste Steigerungsrate hatten. In der Altersgruppe 55 bis 59 wurden auf 100 Versicherte 511 Fehltage erkannt, das sei eine Steigerung um 14%punkte gegenüber dem Zeitraum vor der Pandemie. Depression wurde als zentraler Krankschreibungsgrund identifiziert, wobei es den größten Zuwachs bei Anpassungs- und Angststörungen gab. Vergleicht man die verschiedenen Branchen, so ist feststellbar, dass das Gesundheitswesen die meisten Ausfälle mit 397 auf psychischen Diagnosen fußenden Fehltagen je 100 Versicherte aufweist (129).

Die von der BAuA veranlasste Erhebung ermittelte auch im Bereich, der die medizinischen Berufe erfasst, dass Erkrankungen des Muskel-Skelett-Systems und des Bindegewebes die häufigste Morbidität darstellten: 62,8 Mio. Arbeitstage bei 7,4 Mrd. Euro Produktionsausfallkosten und 8,7 Mrd. Euro Ausfall an Bruttowertschöpfung. An zweiter Stelle rangiert auch hier das Krankheitsbild

der psychischen Erkrankungen und Verhaltensstörungen mit 55,6 Mio. Arbeitstagen bei 6,56 Mrd. Euro Produktionsausfallkosten und 7,7 Mrd. Euro Ausfall an
Bruttowertschöpfung (125). Tabelle 3.4 fasst die Ergebnisse zusammen.

Tabelle 3.4 Volkswirtschaftliche Ausfälle im Wirtschaftszweig öffentliche und sonstige
Dienstleister, Erziehung, Gesundheit nach Diagnosegruppen BAuA 2021 (124)

Diagnosegruppe	Arbeitsunfähig-keitstage		Produktions-ausfall	Ausfall an Brutto-wertschöpfung
	Mio.	%	Mrd. €	Mrd. €
Psychische und Verhaltensstörungen	55,6	18,6	6,56	7,70
Krankheiten des Kreislaufsystems	12,8	4,3	1,51	1,78
Krankheiten des Atmungssystems	34,9	11,7	4,12	4,84
Krankheiten des Verdauungssystems	11,8	3,9	1,39	1,63
Krankheiten des Muskel-Skelett-Systems und des Bindegewebes	62,8	21,1	7,41	8,70
Verletzungen, Vergiftungen und Unfälle	26,7	9,0	3,15	3,70
Übrige Krankheiten	93,5	31,4	11,03	12,95
Alle Diagnosegruppen	298,1	100,0	35,18	41,30

Material und Methodik 4

4.1 Vorüberlegungen

Ziel der vorliegenden Studie „Berufliche Belastungen von Zahnärzten und Hausärzten im Vergleich" ist es, herauszuarbeiten, ob sich die berufliche Lebenssituation der beiden medizinischen Zielgruppen bezüglich der Stressoren unterscheiden.

Es liegt auf der Hand, dass, abgesehen von der standespolitischen Bedeutung, die medizinische Versorgung der Patientenschaft durch lebenszufriedene Zahnärzt*innen und Hausärzt*innen besser gewährleistet ist als durch Stress und/oder Burnout o. ä. geplagte Mediziner*innen:

„Aegrotus medico sano curatus"

Daher soll diese Studie nicht nur eine Bestandsaufnahme leisten, sondern darüber hinaus Anregungen liefern, auf Basis derer strukturelle oder individuelle Defizite in der Praxis oder Person der Betroffenen transparent und damit Ansatzpunkte offenbart werden, aufgrund derer entsprechende Lösungen weitergedacht werden können.

Ergänzende Information Die elektronische Version dieses Kapitels enthält Zusatzmaterial, auf das über folgenden Link zugegriffen werden kann https://doi.org/10.1007/978-3-658-45054-0_4.

4.2   Methodik

Zunächst war zu überlegen, welche Vorgehensweise am besten geeignet sein würde, um eine optimale Umsetzung der vorliegenden Studie zu gewährleisten. Auf den ersten Blick hätte das persönliche Interview im Sinne einer individuellen psychisch-physischen Evaluierung hilfreich und erfolgversprechend sein können. Eine derartige Methode kam jedoch aus zeitlichen, personellen und wirtschaftlichen Gründen nicht in Betracht.

Zudem dringen die ausgewählten Fragen zum Teil erheblich in die Intimsphäre der Zielgruppen ein, so dass die Gefahr bestand, dass die Befragten die Antworten verweigerten – was im Übrigen tatsächlich teilweise sogar bei der anonymen Online-Befragung geschah – oder aber nicht ehrlich abgaben Eine lückenlose und aufrichtige Beantwortungskultur ist jedoch unabdingbare Voraussetzung für die Validität und Objektivität der Befragung. Wie später noch dargelegt werden wird, hat eine Vielzahl von Teilnehmer*innen die Online-Befragung nur sehr lückenhaft beantwortet bzw. abgebrochen, so dass sie als ungültige Ergebnisse systemisch aussortiert und somit bei der Auswertung unberücksichtigt bleiben mussten.

Aus den gegebenen Umständen und Erwägungen musste auf die persönliche Befragung verzichtet und im Sinne einer möglichst bundesweiten Erfassung die Erhebung der Daten mittels eines Online-Fragebogens gewählt werden.

4.3   Projektablauf

4.3.1   Organisatorischer Ablauf

Angedacht war für die quantitative Querschnittsstudie eine Online-Befragung der Zielgruppen in Österreich und Deutschland mittels SoSci.

Zunächst wurden sämtliche österreichischen und deutschen berufsständischen Institutionen, nämlich Kammern, Vereinigungen, Verbände, angeschlossene Printmedien etc. durchweg persönlich fernmündlich angesprochen, umfänglich über das Befragungsprojekt informiert und um Unterstützung bei der Durchführung der Befragung gebeten. Diese Unterstützungsleistung sollte insbesondere in der Schaltung von hervorgehobenen Hinweisen auf die Studie in deren Print- und Online-Medien bestehen.

Von den österreichischen Institutionen hatte sich nur eine einzige zur Teilnahme bereit erklärt. Da somit für Österreich weder eine vergleichende Betrachtung von Zahnärzt*innen und Hausärzt*innen möglich gewesen wäre und es zudem an einer ausreichenden Stichprobe gänzlich gefehlt hätte, musste darauf verzichtet werden, die österreichischen Mediziner*innen in die Studie einzubeziehen. Anders verhielt es sich mit den deutschen Organisationen. Angefragt wurden

- die Bundeszahnärztekammer

die Zahnärztekammern und die Kassenzahnärztlichen Vereinigungen der Länder

- Bayern
- Baden-Württemberg
- Berlin
- Brandenburg
- Bremen
- Hamburg
- Hessen
- Mecklenburg-Vorpommern
- Niedersachsen
- Nordrhein
- Rheinland-Pfalz
- Saarland
- Sachsen
- Sachsen-Anhalt
- Schleswig-Holstein
- Thüringen
- Westfalen-Lippe

ferner

- Institut der Deutschen Zahnärzte
- Zahnärztliche Mitteilungen
- Hartmann Bund

sowie

- Bundesärztekammer

Die Ärztekammern und die Kassenärztlichen Vereinigungen der Länder

- Baden-Württemberg
- Bayern
- Berlin
- Brandenburg
- Bremen
- Hamburg
- Hessen
- Mecklenburg-Vorpommern
- Niedersachsen
- Nordrhein
- Rheinland-Pfalz
- Saarland
- Sachsen
- Sachsen-Anhalt
- Schleswig-Holstein
- Thüringen
- Westfalen-Lippe

sowie

- Deutscher Hausärzteverband
- Marburger Bund

und

- Hausärzteverband Sachsen

Die Bereitschaft, diese Befragung im vorstehenden Sinne zu unterstützen, war unterschiedlich.

- Die Bundeszahnärztekammer sagte zu.

Von den angefragten Zahnärztekammern der Länder sagten ihre Unterstützung zu:

- Baden-Württemberg
- Berlin
- Brandenburg
- Hessen

- Mecklenburg-Vorpommern
- Nordrhein
- Rheinland-Pfalz
- Sachsen
- Sachsen-Anhalt
- Westfalen-Lippe

Von den angefragten Ärztekammern der Länder sagten ihre Unterstützung zu:

- Saarland
- Thüringen
- Niedersachsen
- Sachsen-Anhalt
- Baden-Württemberg
- Rheinland-Pfalz
- Saarland
- Schleswig-Holstein
- Westfalen-Lippe
- Mecklenburg-Vorpommern

Von den angefragten Kassenärztlichen Vereinigungen sagten zu:

- Brandenburg
- Schleswig Holstein
- Nordrhein
- Schleswig-Holstein
- Sachsen

Folgende Mitglieder der Kassenzahnärztlichen Vereinigungen boten ebenfalls Unterstützung an:

- Hessen
- Nordrhein
- Brandenburg

Versehen mit einem erläuternden Anschreiben mit anwaltlich geprüfter Einwilligungserklärung und Datenschutzaufklärung erhielten die Institutionen, die ihre Zustimmung erteilt hatten, ein auf SoSci verlinktes Fragebogenpaket, dessen Beantwortung etwa 15 Minuten in Anspruch nehmen sollte.

Die Kandidat*innen wurden dabei informiert, dass die Befragung garantiert anonym und mithin eine Identifikation der Teilnehmenden unmöglich sei. Die IP-Adresse, von der die Antworten eingespeist würden, würde nicht gespeichert und es würden auch keine Cookies gesetzt. Alle angegebenen Daten würden nur zum Zweck der Forschung erhoben und ausgewertet. Mit den Antworten werde verantwortungsvoll umgegangen, und die geltenden Datenschutzbestimmungen würden beachtet. Die Antworten und Ergebnisse dieser Befragung würden digital gespeichert. Die Speicherung und Auswertung dieser studienbezogenen Daten erfolge nach den gesetzlichen Bestimmungen.

Vor der Teilnahme an der Studie wurde folgende freiwillige Einwilligung als Zugangsvoraussetzung erbeten:

1. *Ich erkläre mich damit einverstanden, dass im Rahmen dieser Studie erhobene Daten auf elektronischen Datenträgern aufgezeichnet und ohne Namensnennung oder andere Daten, die Rückschlüsse auf meine Person zulassen, verarbeitet werden.*
2. *Außerdem erkläre ich mich damit einverstanden, dass autorisierte und zur Verschwiegenheit verpflichtete Personen (z. B.: der Universität oder kooperierender Forschungszentren) in meine erhobenen Daten Einsicht nehmen, soweit dies für das Projekt notwendig ist. Für diese Maßnahmen entbinde ich die beteiligten Forschenden von der Schweigepflicht.*

Die Einwilligungserklärung ist in Anhang 1 im elektronischen Zusatzmaterial einsehbar.

Je nach den organisatorischen Gegebenheiten erfolgten zeitversetzt Hinweise und Links auf die Befragung auf den Internetseiten oder in den Online- und Printmedien der teilnehmenden Institutionen.

Außerdem erwies es sich im späteren Verlauf der Befragungsperiode als erforderlich, durch anderweitige Ansprachen weitere Teilnehmer, insbesondere aus dem Kreise der deutschen Hausärzt*innen, zur Teilnahme zu motivieren. Insgesamt nahmen 227 Befragte an der Studie Teil.

Das weiter unten detailliert beschriebene Fragenpaket wurde nicht nur von einer erläuternden Einleitung, sondern auch von einem Schlusswort begleitet und bot darüber hinaus noch einen Wegweiser, der zu Beginn eines jeden verwendeten Fragebogens oder Abschnitts die Benutzer*innen aufklärte, was von ihnen erwartet werde und sie konkret zu tun hätten.

72 Fragebögen wurden ungültig bearbeitet (weil abgebrochen), fünf wurden zu mindestens 68 % ausgefüllt und 150 wurden komplett in allen Punkten erledigt, so dass 155 verwertbare Beiträge in die Studie aufgenommen und somit als Grundlage der Analyse herangezogen werden konnten.

Nachfolgende Tabelle 4.1 gibt einen Überblick, wie viele Fragebögen verwertbar ausgefüllt wurden und wie viele nicht.

Tabelle 4.1 Verwertbarkeit der Fragebögen (eigene Darstellung)

Aufgerufener Fragenkatalog	Bearbeiteter Fragenkatalog	Ungültige Bearbeitungen	Gültige Abgaben
227 (100 %)	207 (91 %)	72 (31,7 %)	155 (68,3 %)

Die statistische Erfassung erfolgte per SPSS über SoSci. Als statistische Verfahren kamen einerseits der t-Test und andererseits auch Korrelationsmaße zum Einsatz.

4.3.2 Zeitlicher Ablauf

Die Befragung startete in der letzten Augustwoche 2021 mit dem ersten Teilnehmer (Zahnarzt) am 23.08.2021 und endete nach zweifacher Verlängerung der Projektlaufzeit zum 31.03.2022 bzw. schließlich Ende Mai 2022 mit der letzten Teilnehmerin (Hausärztin) am 28.05.2022.

4.3.3 Messinstrumente

Die Studie wurde als Befragungstool mittels SosSci durchgeführt. Der onlinebasierte Fragebogen beinhaltet im Wesentlichen eine modulare Erfassung von soziodemografischen Angaben (nach eigener Auswahl) und wesentlichen Lebens-, Berufs- und Gesundheitsbereichen unter Verwendung standardisierter Instrumente.

Neben etablierten und international validierten Messinstrumenten wie dem Fragebogen zur „Beruflichen Belastung" von Alfermann 2003 (130), dem „Fragebogen zu beruflichen Gratifikationskrisen" von Siegrist 2012 (15), der Kurzform des „Gießener Beschwerdebogens" GBB-24 von Brähler und Scheer 1995 (131), dem Fragebogen zur „Lebenszufriedenheit" von J. Fahrenberg, M. Myrtek, J. Schumacher und E. Brähler 2005 (132), beinhaltete das Fragebogenpaket noch vier selbst formulierte Items. Diese betreffen den Einfluss der COVID-19-Pandemie auf die beruflichen Belastungen in der Praxis, Burnout-Erfahrungen und die Bewältigung psychischer Belastungen.

Die vier etablierten Messinstrumente wurden ohne redaktionelle Veränderung hintereinander verwendet, auch wenn damit gelegentliche Redundanzen nicht auszuschließen waren. Diese wären vielleicht sogar durchaus erwünscht gewesen, um gegebenenfalls sich (scheinbar oder nicht) widersprechende Aussagen zu prüfen und zu bewerten, wenn dadurch der ohnehin schon umfangreiche Fragenkatalog nicht noch größer geworden wäre. Jedenfalls errechnen Fragebögen Summenscores, so dass Subskalen nicht ohne Weiteres weggelassen werden können.

Mit entscheidend für die getroffene Auswahl an Fragen war, dass es Normwerte für die deutsche Bevölkerung und Vergleichsdaten aus Befragungen anderer Berufsgruppen gibt. Kürzungen oder Modifikationen von Fragestellungen aus den vorgenannten Messinstrumenten zur genaueren Anpassung an die Zielgruppen innerhalb des Inventariums wurden daher nicht vorgenommen.

Die verwendeten Fragebögen – ausgenommen die soziodemografischen Fragen, der Fragebogen zur Lebenszufriedenheit und die Abhilfe-Fragen – beinhalten typischerweise ausbalancierte Likert-Skalen von vier und fünf Antworten. Die soziodemografischen Fragen sehen verschiedene Antwortmöglichkeiten vor bis hin zum Auswahlmenü. Die Fragen zur Lebenszufriedenheit bieten sieben Antwortmöglichkeiten, von „sehr zufrieden" bis „sehr unzufrieden". Die abschließenden eigenen Items betreffen die Frage mit fünfstufiger Antwortmöglichkeit, ob seit der COVID-19-Pandemie die Belastungen zugenommen haben, sowie Abhilfe-Fragen. Letztere sind dichotomisch.

Die ungeraden Varianten finden Verwendung, wenn eine mittlere Stellungnahme (neutral bzw. „weder noch") gewollt ist. Damit wird zwar der Bias für unentschlossene Probanden reduziert, die keine eindeutige Aussage treffen können oder wollen, doch birgt dies die Gefahr, dass bei flüchtiger Bearbeitung eine sorgfältige Auseinandersetzung mit den Fragestellungen unterbleibt (133). Zugleich erschwert die neutrale Position eine eindeutige Bewertung, denn sie kann als „neutral", „weiß nicht" oder „will nicht" interpretiert werden. Eine gerade Anzahl von Antwortmöglichkeiten zwingt dagegen zu einer Entscheidung zu einer Seite und reflektiert damit eine je nach Mehrstufigkeit mehr oder weniger stark ausgeprägte Tendenz. Eine Likert-Skala mit einer geraden Stufenzahl bietet so zwar die Chance auf klarere Aussagen, kann jedoch abhängig von der Komplexität des Merkmals den Befragten überfordern und zu Bias oder schlimmstenfalls zum Abbruch der Befragung veranlassen.

In vorliegender Studie stellte sich die Frage nach der Wahl einer geraden oder ungeraden Stufeneinteilung nicht, da die Fragebögen unverändert übernommen wurden.

Tabelle 4.2 fasst die verschiedenen Fragebögen zusammen und bietet einen Überblick über deren Besonderheiten.

Tabelle 4.2 Übersicht der für die Studie verwendeten Fragebögen (eigene Darstellung)

Fragebogen	Kurzbeschreibung	Skala	Quelle
Soziodemografie	Von Berufsbezeichnung über Alter bis Wochenarbeitsstunden	Auswahlmenue etc.	Eigen
Berufliche Belastung	Erfassung physischer und psychischer Beschwerden	5-stufig	Alfermann 2003
Fragebogen zu beruflichen Gratifikationskrisen	Eruierung des Verhältnisses von Verausgabung und Belohnung	4-stufig	Siegrist 2012
Gießener Beschwerdebogen Kurzform GBB-24	Erfassung physischer und psychischer Beschwerden	5-stufig	Brähler/ Scheer 1995
Lebenszufriedenheit	Lebensgrundstimmung unter Einbeziehung individuell als bedeutsam erkannter Lebensbereiche und -ereignisse	7-stufig	Fahrenberg et al. 2005
Pandemie	CoVid-19-Pandemie	5-stufig	Eigen
Burnout	Burnout und Inanspruchnahme psychologischer Hilfe	dichotomisch	Eigen

4.3.3.1 Soziodemografischer Fragenkatalog

Der selbst erstellte soziodemografische Fragebogen beinhaltet als Variable die Berufsbezeichnung, Alter, Geschlecht, Beziehungsstatus „Familienstand", Anzahl der Kinder, berufliche Position (angestellt, selbstständig, freie Mitarbeit), Berufserfahrung, Jahresnettoverdient und durchschnittliche Wochenarbeitszeit.

4.3.3.2 „Beruflichen Belastung" (Alfermann 2003)

Der Fragebogen zur beruflichen Belastung von Alfermann erfasst zehn Belastungsmomente, die auf in Praxen tätige Mediziner*innen anwendbar sind. Die Likert-Skala ist fünfstufig mit einem Itemwert 1 „belastet mich nicht" bis zum Itemwert 5 „belastet mich stark". Außerdem kann zur Quantifizierung der Belastungen ein Summenwert gebildet werden.

4.3.3.3 „Fragebogen zu beruflichen Gratifikationskrisen" (Siegrist 2012)

Berufliche Belastungen werden unter Zugrundelegung des Modells beruflicher Gratifikationskrisen ermittelt. Dieses von Siegrist 1996 und 2012 (64,15) konzipierte Effort-Reward-Imbalance-Modell wurde im Zusammenhang mit soziologische Theorien des sozialen Austauschs entwickelt. Das heißt, dass bei Dienstleistungen jedweder Art, also auch bei medizinischen Leistungen, stets eine Austauschbeziehung gegeben ist, hier im vorliegenden Kontext dieser Studie also zwischen Zahnärzt*innen bzw. Hausärzt*innen und Patient*innen. Der Siegrist-Fragebogen erfasst verschiedene Belastungs- und Entlohnungsmomente, die sich auch für medizinische Berufe eignen, die, wie die Zielgruppen, die Gegenstand vorliegender Studie sind, ihre Tätigkeit in Praxen ausüben. Die Skala der 22 Items ist vierstufig von „nein, stimme gar nicht zu" über „nein, stimme nicht zu" und „ja, stimme zu" bis „ja, stimme voll zu" und erlaubt somit keine „weiß-nicht" Antwort.

4.3.3.4 „Gießener Beschwerdebogen" Kurzform GBB-24 (Brähler und Scheer 1995)

Der Gießener Beschwerdebogen (GBB) in seiner ursprünglichen Form wurde 1968 entwickelt. Er ist ein differenziertes Tool zur Erhebung von Beschwerdebildern. Seitdem wurde er in medizinischen, zunächst insbesondere psychosomatischen Einrichtungen in Forschung und Praxis eingesetzt, um aus der Relation von subjektiven Beschwerden und objektivierter Symptomatik diagnostische Erkenntnisse gewinnen zu können. Der Gießener Beschwerdebogen hatte damals einen Umfang von 57 Items. Mit der zweiten Auflage 1995 wurde eine überarbeitete und auf 24 Items reduzierte Kurzform vorgestellt, die sich seitdem in Wissenschaft und Praxis durchgesetzt hat (134).

Dieser Beschwerdebogen wird nicht mehr nur im Bereich der Psychosomatik eingesetzt, sondern auch bei organischen Erkrankungen und überhaupt bei Personen der Allgemeinbevölkerung.

Der Gießener Beschwerdebogen heißt in der Kurzform GBB-24. Die physischen Beschwerden werden mittels eines Katalogs von 24 Items erfasst. Sechs Items bilden jeweils eine Skala. Die Antwortalternativen sind fünfstufig. Die Skalen lauten:

- Erschöpfungsneigung
- Magenbeschwerden
- Gliederschmerzen
- Herzbeschwerden

Die Summe der vier Skalen ergibt als Gesamtwert den Beschwerdedruck.
Die Bearbeitungsdauer für das Ausfüllung des Fragebogens wird von den
Autoren mit fünf Minuten angegeben (134).

4.3.3.5 „Lebenszufriedenheit" (Fahrenberg et al. 2005)

Der Frageboden von J. Fahrenberg, M. Myrtek, J. Schumacher und E. Brähler 2005 behandelt die gesundheitsorientierte Lebenszufriedenheit (132). Dieser
etablierte Fragebogen prüft die Lebenszufriedenheit in zehn Lebensbereichen:

* Gesundheit
* Einkommen/finanzielle Situation
* Beruf/Arbeit
* Wohnen/Lebenssituation
* Familie/Kinder
* Partnerschaft/Sexualität
* Freunde/Bekannte
* Freizeit/Hobbys

Alle zehn Skalen bestehen jeweils aus sieben Items, die mittels einer sieben-
stufigen Likert-Skala bewertet werden. Die interne Konsistenz ist beträchtlich
und die Validität der faktoriellen Struktur und die Zuweisung der Skalen zu
Persönlichkeitsmerkmalen ist nachgewiesen (135).

4.3.3.6 Eigene Items

Die Befragung schloss mit einer Frage zu dem Einfluss der COVID-19-Pandemie
auf den Umfang der Belastungen und mit Fragen zu Burnout und der Bewältigung
psychischer Belastungen mit drei selbst formulierten Items ab.

Das Pandemie-Item beschäftigt sich mit der Frage, ob und wenn ja inwieweit sich die beruflichen Belastungen seit der COVID-19-Pandemie verändert
haben. Im Rahmen einer fünfstufigen Skala mussten die Teilnehmer bewerten, ob
die Belastungen in welchem Grade zugenommen oder abgenommen haben oder
unverändert geblieben sind.

Burnout ist, wie bereits oben ausgeführt, die höchste Stufe einer erlebten
Belastung. Da dieses Phänomen in keinem der hier verwendeten Fragebögen
auftaucht, aber hochaktuell ist, wurde es als zusätzliches Item aufgenommen. Zunächst wurde mit der einfachen dichotomischen Ja/Nein-Antwortstellung
erfragt, ob die Teilnehmenden bereits einen Burnout hatten.

Alsdann folgte die Frage, ob die Teilnehmer*innen psychologische bzw.
psychotherapeutische Unterstützung bei der Bewältigung von Belastungen in

Anspruch nehmen, die ihren Ursprung in der ärztlichen bzw. zahnärztlichen Tätigkeit haben. Sofern dieses Item mit „nein" zu beantworten war, folgte die abschließende Frage, ob eine derartige Hilfestellung in psychologischer oder psychotherapeutischer Hinsicht von den Teilnehmenden der Befragung geplant sei. Auch diese Fragen waren auf zwei gegensätzliche Antwortoptionen angelegt. Auf Trichotomie, die zusätzlich eine neutrale Antwortmöglichkeit („weiß nicht") bereithält, wurde bewusst verzichtet, um ausweichende Antworten zu verhindern und die Teilnehmenden abschließend zu einer reflektierten Stellungnahme zu bewegen.

Der gesamte Fragenkatalog kann in Anhang 1 im elektronischen Zusatzmaterial eingesehen werden.

4.3.4 Reliabilitätsanalyse der verwendeten Skalen (Testkennwerte)

Die Skalen, die zur Erhebung der verschiedenen Konstrukte eingesetzt wurden, wurden in Bezug auf die vorliegenden Daten auf ihre Messgenauigkeit hin überprüft. Hierzu wurde für alle Maße das Cronbach α berechnet. Dieses zeigt als Ergebnis, wie genau die angewandte Skala das zu messende Konstrukt erfasst. Tabelle 4.3 zeigt hierzu die deskriptiven Statistiken der Skalen und ihre Reliabilitätswerte.

Tabelle 4.3 Deskriptive Statistiken und Reliabilitätswerte aller Skalen (eigene Darstellung)

Deskriptive Statistiken und Reliabilitätswerte aller Skalen				
	M	SD	Anzahl Items	Cronbach α
Arbeitsbelastung (Alfermann)	3,15	0,81	5	0,66
Belastung im Privatleben (Alfermann)	3,22	1,22	3	0,94
Existenzielle Belastung (Alfermann)	2,55	1,30	2	0,79
Gratifikationskrise (Siegrist)	2,55	0,50	22	0,89
Privatleben-Zufriedenheit (Fahrenberg)	5,10	0,92	25	0,93
Existenz-Zufriedenheit (Fahrenberg)	5,29	1,29	13	0,95
Gießener Beschwerdebogen GBB-24	1,92	0,65	24	0,93
Gesundheit (Fahrenberg)	5,09	1,24	7	0,91
Körperlichkeit (Fahrenberg)	5,23	1,00	14	0,92

Wie Tabelle 4.3 zu entnehmen ist, zeigen alle Werte des Cronbach Alpha ein zumindest akzeptables Niveau bis hin zu sehr guten Werten. Die Arbeitsbelastung nach Alfermann war die Skala mit der niedrigsten Messgenauigkeit, Cronbach α = 0,66. Alle restlichen Skalen zeigten zufriedenstellende und sehr gute Werte in der Reliabilität.

4.4 Operationalisierung als Prozess der Messbarmachung des theoretischen Konstrukts

Indikator für eine bestimmte Lebenssituation kann das Ausmaß sein, im Rahmen dessen die Betreffenden ihre sozialen Rollen wahrnehmen können. Die Frequenz derartiger Aktivitäten ist zählbar und kann somit ein Indikator für das zu messende Konstrukt sein. Die entsprechende Variable kann „Häufigkeit sozialer Aktivitäten" sein. Als dazugehöriges Messinstrument käme die Zählung derartiger Aktivitäten in Betracht (24). Solche Messinstrumente sollten zuverlässig (Reliabilität) und gültig (Validität) sein, um eine Vergleichbarkeit der Ergebnisse mit anderen Erhebungen möglich zu machen. Die Messinstrumente, die für vorliegende Studie Verwendung fanden und weiter oben im Einzelnen vorgestellt wurden, erfüllen als bewährte Fragebögen diese Kriterien.

Das Thema der Vergleichsstudie beinhaltet zunächst den abstrakten Begriff der „beruflichen Belastungen", der in der Psychologie eine bestimmte Bedeutung hat. Im Zuge der statistischen Analyse ist der Begriff so zu konkretisieren, dass jeder statistischen Einheit zumindest ein Merkmal zugeordnet werden kann.

Die beruflichen Belastungen werden beeinflusst durch Arbeit, Privatleben, berufliche Existenz und Körperlichkeit bzw. seelische Verfassung. Diesen Variablen werden nun Indikatoren zugeordnet. Abbildung 4.1 ordnet die verschiedenen Fragebögen den vier Konstrukten zu.

Bei der Variablen „Arbeit" sind diese Indikatoren hohes Arbeitstempo, Zeitdruck, nicht planbarer Arbeitsanfall, hohe Verantwortung, Konkurrenz durch Kolleg*innen, Verwaltungsaufwand, Arbeitsaufkommen, Arbeitsunterbrechung und -störung, hohe Verantwortung, Notwendigkeit von Überstunden, körperliche Anstrengung, zunehmendes Ausmaß an Arbeit, leistungsgerechte Anerkennung, Unterstützung in schwierigen Situationen, ungerechte Behandlung, schlechte Aufstiegschancen, sich verschlechternde berufliche Perspektive, Gefährdung des Arbeitsplatzes, ausbildungsadäquate Position, leistungsgerechte Aufstiegschancen, leistungsgerechte Vergütung, Übergreifen beruflicher Probleme ins Privatleben (beständiges Grübeln, Schlafstörungen etc.), beruflicher Erfolg, Betriebsklima, berufliche Abwechslung, pandemiebedingte Auswirkungen.

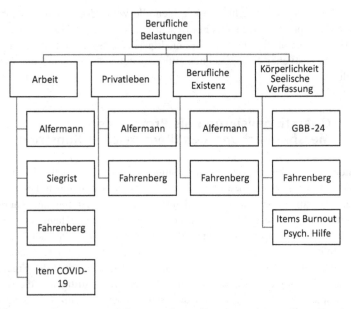

Abbildung 4.1 Konstrukte und die zugeordneten Fragebögen (eigene Darstellung)

Die Zuordnung dieser vorgenannten Indikatoren zu den entsprechenden Messinstrumenten wird bezüglich der Variablen „Arbeit" in Tabelle 4.4 verdeutlicht. Wie bereits erwähnt, sind die entsprechenden Fragebögen in Anhang 1 im elektronischen Zusatzmaterial einsehbar.

Die Variable „Privatleben" weist Indikatoren auf, die Privat- und Familienleben, Freizeit, Anforderungen des/der Partner*in, gemeinsame Unternehmungen, Ehrlichkeit, Offenheit, Verständnis, Geborgenheit und Hilfsbereitschaft des/der Partner*in, soziale Kontakte zu Freund*innen, Bekannten und Nachbarschaft und deren Hilfe und Unterstützung, soziale Aktivitäten und Außenkontakte, Freizeit mit Abwechslungen, Jahresurlaub, Feierabende und Wochenenden und deren Erholungswerte und Umgang mit Nahestehenden lauten.

Die Zuordnung dieser vorgenannten Indikatoren bezüglich der Variablen „Privatleben" zu den entsprechenden Messinstrumenten wird in Tabelle 4.5 verdeutlicht.

Tabelle 4.4 Operationalisierung – Variable „Arbeit" (eigene Darstellung)

Variable	Indikator	Messinstrument	Messverfahren
Arbeit	Arbeitstempo, Zeitdruck, nicht planbarer Arbeitsanfall, hohe Verantwortung, Konkurrenz durch Kolleg*innen, Verwaltungsaufwand	Alfermann, Beruflichen Belastung, 2003	fünfstufige Likert-Skala
	Arbeitsaufkommen, Arbeitsunterbrechung und -störung, hohe Verantwortung, Notwendigkeit von Überstunden, körperliche Anstrengung, zunehmendes Ausmaß an Arbeit, leistungsgerechte Anerkennung, Unterstützung in schwierigen Situationen, ungerechte Behandlung, schlechte Aufstiegschancen, sich verschlechternde berufliche Perspektive, Gefährdung des Arbeitsplatzes, ausbildungsadäquate Position, leistungsgerechte Aufstiegschancen, leistungsgerechte Vergütung, Übergreifen beruflicher Probleme ins Privatleben (beständiges Grübeln, Schlafstörungen etc.)	Siegrist, Gratifikationskrisen, 2012	vierstufige Likert-Skala
	beruflicher Erfolg, Betriebsklima, berufliche Abwechslung	Fahrenberg et al., Lebenszufriedenheit, 2005	siebenstufige Likert-Skala
	Pandemiebedingte Auswirkungen	eigenes Item	fünfstufige Likert-Skala

Die Indikatoren, die der Variablen „Beruf und Existenz" zuzuordnen sind, sind finanzielle Sorgen, unsichere Zukunft, Einkommen/Lohn, Besitztum, Lebensstandard, Sicherung der wirtschaftlichen Existenz, zukünftige Verdienstmöglichkeiten, Umfang der Versorgung der Familie aufgrund der finanziellen Lage und finanzielle Alterssicherung.

Tabelle 4.5 Operationalisierung – Variable „Privatleben" (eigene Darstellung)

Variable	Indikator	Messinstrument	Messverfahren
Privatleben	Privat- und Familienleben, Freizeit	Alfermann, Beruflichen Belastung, 2003	fünfstufige Likert-Skala
	Anforderungen des/der Partner*in, gemeinsame Unternehmungen, Ehrlichkeit, Offenheit, Verständnis, Geborgenheit und Hilfsbereitschaft des/der Partner*in, soziale Kontakte zu Freund*innen, Bekannten und Nachbarschaft und deren Hilfe und Unterstützung, soziale Aktivitäten und Außenkontakte, Freizeit mit Abwechslungen, Jahresurlaub, Feierabende und Wochenenden und deren Erholungswerten und Umgang mit Nahestehenden	Fahrenberg et al., Lebenszufriedenheit, 2005	siebenstufige Likert-Skala

Die Zuordnung dieser vorgenannten Indikatoren hinsichtlich der Variablen „Beruf und Existenz" zu den entsprechenden Messinstrumenten wird in Tabelle 4.6 veranschaulicht.

Tabelle 4.6 Operationalisierung – Variable „Beruf und Existenz" (eigene Darstellung)

Variable	Indikator	Messinstrument	Messverfahren
Beruf und Existenz	finanzielle Sorgen, unsichere Zukunft	Alfermann, Beruflichen Belastung, 2003	fünfstufige Likert-Skala
	Einkommen/Lohn, Besitztum, Lebensstandard, Sicherung der wirtschaftlichen Existenz, zukünftige Verdienstmöglichkeiten, Umfang der Versorgung der Familie aufgrund der finanziellen Lage und finanzielle Alterssicherung	Fahrenberg et al, Lebenszufriedenheit, 2005	siebenstufige Likert-Skala

Die Variable „Körperlichkeit und seelische Verfassung" beinhalt als Indikatoren körperliche Beschwerden wie Schwächegefühl, Herzklopfen,- jagen
und -stolpern, Druck und Völlegefühl im Bauch, übermäßiges Schlafbedürfnis,
Gelenk- und Gliederschmerzen, Schwindelgefühl, Kreuz- und Rückenschmer-
zen, Nacken- und Schulterschmerzen, Erbrechen, Übelkeit, Kloßgefühl, Engigkeit
oder Würgen im Hals, Aufstoßen, Sodbrennen oder saures Aufstoßen, Kopf-
schmerzen, rasche Erschöpfbarkeit, Müdigkeit, Benommenheit, Schweregefühl,
Benommenheit in den Beinen, Mattigkeit, Stiche, Schmerzen bzw. Ziehen
in der Brust, Magenschmerzen, anfallsweise Atemnot, Druckgefühl im Kopf,
anfallsweise Herzbeschwerden, körperlicher Gesundheitszustand und Verfassung, seelische Verfassung, geistige Leistungsfähigkeit, Widerstandskraft gegen
Krankheiten, Häufigkeit des Auftretens von Schmerzen, Krankheitsgeschichte,
Burnout-Erfahrung, psychologische/psychotherapeutische Behandlung bzw. künftige Inanspruchnahme sowie eigene Selbstwahrnehmung und Sexualität.

Die beiden letztgenannten Indikatoren lassen sich wiederum aufgliedern einer-
seits in Zufriedenheit mit den eigenen Fähigkeiten und Fertigkeiten und der
Art, wie das bisherige Leben verlief, äußere Erscheinung, Selbstvertrauten und
-sicherheit, charakterliche Eigenschaften, Vitalität, und Auskommen mit anderen
Menschen. Andererseits beinhaltet Sexualität die äußere Erscheinung, sexuelle
Leistungsfähigkeit, Zufriedenheit über die Häufigkeit sexueller und zärtlicher
Kontakte sowie die eigenen sexuellen Reaktionen, Unbefangenheit bezüglich
Gesprächen mit sexuellen Themen und schließlich sexuelle Harmonie mit dem/
der Partner*in.

Die Zuordnung dieser vorgenannten Indikatoren im Hinblick auf „Körperlichkeit und seelische Verfassung" zu den entsprechenden Messinstrumenten erfolgt
in Tabelle 4.7.

Tabelle 4.7 Operationalisierung – Variable „Physis und Psyche" (eigene Darstellung)

Variable	Indikator	Messinstrument	Messverfahren
Physis und Psyche	Schwächegefühl, Herzklopfen,- jagen und -stolpern, Druck und Völlegefühl im Bauch, übermäßiges Schlafbedürfnis, Gelenk- und Gliederschmerzen, Schwindelgefühl, Kreuz- und Rückenschmerzen, Nacken- und Schulterschmerzen, Erbrechen, Übelkeit, Kloßgefühl, Engigkeit oder Würgen im Hals, Aufstoßen, Sodbrennen oder saures Aufstoßen, Kopfschmerzen, rasche Erschöpfbarkeit, Müdigkeit, Benommenheit, Schweregefühl, Benommenheit in den Beinen, Mattigkeit, Stiche, Schmerzen bzw. Ziehen in der Brust, Magenschmerzen, Anfallsweise Atemnot, Druckgefühl im Kopf, anfallsweise Herzbeschwerden	Brähler/Scheer, GBB-24, 1995	fünfstufige Likert-Skala
	körperlicher Gesundheitszustand und Verfassung, seelische Verfassung, geistige Leistungsfähigkeit, Widerstandskraft gegen Krankheiten, Häufigkeit des Auftretens von Schmerzen, Krankheitsgeschichte; Zufriedenheit mit den eigenen Fähigkeiten und Fertigkeiten und der Art, wie das bisherige Leben verlief, äußere Erscheinung, Selbstvertrauen und -sicherheit, charakterliche Eigenschaften, Vitalität, und Auskommen mit anderen Menschen. Andererseits beinhaltet Sexualität die äußere Erscheinung, sexuelle Leistungsfähigkeit, Zufriedenheit über die Häufigkeit sexueller und zärtlicher Kontakte sowie die eigenen sexuellen Reaktionen, Unbefangenheit bezüglich Gesprächen mit sexuellen Themen und schließlich sexuelle Harmonie mit dem/ der Partner*in	Fahrenberg et al., Lebenszufriedenheit, 2005	siebenstufige Likert-Skala
	Burnout-Erfahrung, psychologische/ psychotherapeutische Behandlung bzw. künftige Inanspruchnahme	eigene Items	dichotomisch

Resultate

5

Insgesamt wurde der dieser Studie zugrunde liegende Online-Fragebogen 227 mal geöffnet. Die Rohdaten wurden um jene Fälle, die den Fragebogen nur geöffnet hatten sowie um Datensätze, die weniger als 68 % Antworten enthielten, bereinigt. Das finale Sample umfasste $n = 155$.

5.1 Soziodemografische Komponenten

5.1.1 Beruf Zahnarzt/Zahnärztin und Hausarzt/Hausärztin

Insgesamt nahmen 63 Ärzte und 92 Ärztinnen an der Befragung teil.

5.1.2 Alter

Der oder die jüngste Befragte war zum Zeitpunkt der Erhebung 27 Jahre alt, der oder die Älteste 68 Jahre. Der Altersmittelwert liegt bei 48,05 Jahren $(SD = 10,43)$, ebenso wie der Median. Mit 22,7 % befinden sich die meisten Teilnehmer*innen in der Altersgruppe 56–60 Jahre.

Das Schaubild in Abbildung 5.1 folgt hinsichtlich der Dekadeneinteilung logisch, jedoch nicht grafisch Brähler et al. (134), wobei in vorliegender Studie die Spanne des Alters der Teilnehmer*innen von 27 bis 68 Jahren liegt.

Ergänzende Information Die elektronische Version dieses Kapitels enthält Zusatzmaterial, auf das über folgenden Link zugegriffen werden kann https://doi.org/10.1007/978-3-658-45054-0_5.

D. A. Meyer-Theewen, *Berufliche Belastungen von Zahnärzten und Hausärzten im Vergleich*, https://doi.org/10.1007/978-3-658-45054-0_5

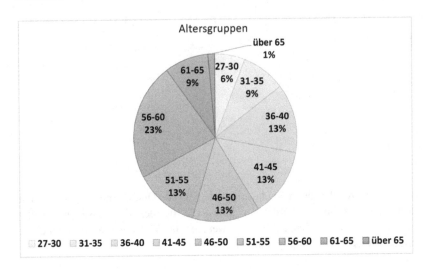

Abbildung 5.1 Altersgruppen der an der Befragung Teilnehmenden (eigene Darstellung)

5.1.3 Geschlecht

Auf die insgesamt 155 Teilnehmenden entfielen 92 (59,4 %) auf Zahnärzt*innen sowie 63 (40,6 %) auf Hausärzt*innen. Die an der Erhebung teilnehmende Zahnärzteschaft bestand aus 30 Männern und 62 Frauen, mithin waren doppelt so viele weibliche Befragte wie männliche beteiligt. Bei der Hausärzteschaft war das Verhältnis indes ausgeglichen. Hier nahmen 33 Männer und 30 Frauen teil.

Abbildung 5.2 veranschaulicht den Anteil männlicher und weiblicher Probanden nach Altersgruppen.

In allen Altersgruppen bis 50 Jahre konnte festgestellt werden, dass Medizinerinnen einen deutlich höheren Anteil an Befragungsteilnehmenden ausmachten als ihre männlichen Kollegen. Bei den 50- bis 60jährigen war das Verhältnis ausgeglichen und bei den über 60jährigen war der Anteil der Männer deutlich größer als der der Frauen. Insgesamt kann gesagt werden, dass die Altersgruppen von 40 bis 60 die aktivsten Teilnehmer*innen waren.

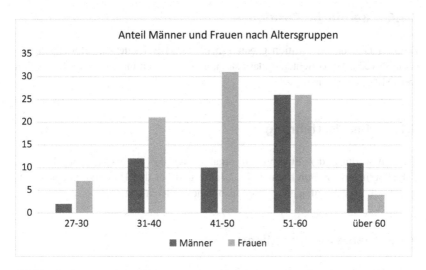

Abbildung 5.2 Anteil Männer und Frauen nach Altersgruppen (eigene Darstellung)

5.1.4 Familienstand

Hinsichtlich der Befragung zum Familienstand ergab sich folgendes Bild. Die Mehrheit mit 93 (60,0 %) der Befragten hatte angegeben, verheiratet zu sein, 23 (14,8 %) seien ledig, weitere 23 (14,8 %) in einer festen Beziehung lebend, 11 (7,1 %) geschieden, 3 (1,9 %) getrennt lebend und 2 (1,3 %) verwitwet.

5.1.5 Anzahl Kinder

Die Personen der Stichprobe hatten insgesamt 389 Kinder, das ergab im Schnitt 2,5 Kinder pro Kopf. Auf die männlichen Teilnehmer (63) entfielen durchschnittlich 3 Kinder, auf die Frauen (92) 2,2 Kinder. Bezogen auf die Ärzteschaften verteilten sich durchschnittlich 2,4 Kinder auf die Zahnärzt*innen und 3 auf die Hausärzt*innen.

5.1.6   Berufliche Position

Zu ihrer beruflichen Position gaben 115 (74,2 %) Befragte an, selbstständig zu sein, 35 (22,6 %) berichteten, dass sie angestellt wären und sechs (3,9 %) seien freie Mitarbeiter*innen.

5.1.7   Berufserfahrung

Die Auswertung der Stichproben ergab, dass die Berufserfahrung bei den Zahnärzt*innen im Durchschnitt 21,2 Jahre und bei den Hausärzt*innen durchschnittlich 20,9 Berufsjahre betrug, also nahezu gleich war.

5.1.8   Jahresnettoverdienst

Der Jahresnettoverdienst in Tausend Euro teilte sich wie folgt auf: 37 (23,9 %) Teilnehmende gaben an, bis zu 50 T€ zu verdienen, 71 (45,8 %) zwischen 51 und 100 T€, 24 (15,5 %) zwischen 101 und 150 T€, 14 (9,0 %) zwischen 151 und 200 T€ und 9 (5,8 %) Befragte über 200 T€.

5.1.9   Durchschnittliche wöchentliche Arbeitszeit

Bezüglich der Angaben zu den gearbeiteten Wochenstunden ergaben sich im Schnitt 40,5 Stunden pro Woche ($SD = 10,96$). Aufgeteilt auf die beiden Berufsgruppen wurde festgestellt, dass bei den Zahnärzt*innen der Schnitt bei 39,0 Wochenstunden lag und bei den Hausärzt*innen bei 42,1 Wochenstunden.

Die durchschnittliche wöchentliche Arbeitszeit nach den beiden Berufsgruppen stellt sich in den einzelnen Sparten dar, wie in Tabelle 5.1 zusammengefasst.

Im Durchschnitt arbeiteten die befragten Teilnehmer*innen 40,3 Std pro Woche, Teilzeitkräfte einbezogen.

Tabelle 5.1 Anzahl geleisteter Wochenarbeitsstunden nach Berufsgruppen (eigene Darstellung)

Std.	Gesamt	%	Zahnärzt*in	%	Hausärzt*in	%
12	1	0,6	1	1,1		
15	2	1,3	1	1,1	1	1,6
16	2	1,3	1	1,1	1	1,6
18	3	1,9	2	2,2	1	1,6
20	4	2,6	1	1,1	2	3,2
24	1	0,6	1	1,1		
25	5	3,2	1	1,1	3	4,8
27	1	0,6			1	1,6
28	1	0,6			1	1,6
30	9	5,8	5	5,4	4	6,3
31	1	0,6	1	1,1		
32	3	1,9	3	3,3		
33	1	0,6	1	1,1		
35	10	6,5	8	8,7	2	3,2
36	2	1,3	2	2,2		
37	1	0,6	1	1,1		
38	7	4,5	3	3,3	4	6,3
39	2	1,3	2	2,2		
40	28	18,1	19	20,6	9	14,2
42	6	3,9	5	5,4	1	1,6
43	3	1,9	3	3,3		
44	1	0,6			1	1,6
45	14	9,0	7	7,5	6	9,4
46	4	2,6	3	3,3	1	1,6

(Fortsetzung)

Tabelle 5.1   (Fortsetzung)

Std.	Gesamt	%	Zahnärzt*in	%	Hausärzt*in	%
47	1	0,6			1	1,6
48	4	2,6	1	1,1	3	4,8
50	22	14,2	14	15,1	11	17,4
52	2	1,3			2	3,2
55	7	4,5	4	4,3	3	4,8
60	4	2,6	1	1,1	3	4,8
64	1	0,6	1	1,1		
67	1	0,6			1	1,6
75	1	0,6			1	1,6
ges.	155	100,0	92	100,0	63	100,0

5.1.10   Einzelne berufliche Belastungen nach Berufsbezeichnung und Geschlecht

Nachstehend wurde einige Kernfragen, die in der Literatur diskutiert werden und sich in den hier verwendeten Fragebögen wiederfinden, untersucht, und zwar:

- Hohes Arbeitstempo/Zeitdruck (Alfermann, Siegrist)
- Hohe Verantwortung für Menschen (Alfermann, Siegrist)
- Hoher Verwaltungsaufwand (Alfermann)
- Körperlich anstrengende Arbeit (Siegrist)
- Ausmaß beruflicher Anforderungen (Fahrenberg)
- Gratifikation (Aufwand/Ertrag) (Fahrenberg)

Tabelle 5.2 veranschaulicht das jeweilige Antwortverhalten der Befragten auf einzelne Items der sechs ausgewählten Belastungsbereiche, und zwar aufgegliedert in Berufsbezeichnung (Zahnarzt/Zahnärztin, Hausarzt/Hausärztin) und Geschlecht (männlich/weiblich).

Tabelle 5.2 Belastungen nach Berufsbezeichnung und Geschlecht (eigene Darstellung)

Belastungen nach Berufsbezeichnung und Geschlecht		Zahnarzt/Zahnärztin			Hausarzt/Hausärztin		
		Gesamt	Weiblich	männlich	Gesamt	weiblich	Männlich
Hohes Arbeitstempo / Zeitdruck (Alfermann: Hohes Arbeitstempo/ Zeitdruck)	belastet mich nicht	7(7,6 %)	3(4,8 %)	4(13,3 %)	6(9,5 %)	2(6,7 %)	4(12,1 %)
	[-2-]	20(21,7 %)	16(25,8 %)	4(13,3 %)	13(20,6 %)	4(13,3 %)	9(27,3 %)
	[-3-]	28(30,4 %)	19(30,6 %)	9(30 %)	9(14,3 %)	6(20 %)	3(9,1 %)
	[-4-]	20(21,7 %)	15(24,2 %)	5(16,7 %)	15(23,8 %)	5(16,7 %)	10(30,3 %)
	belastet mich stark	17(18,5 %)	9(14,5 %)	8(26,7 %)	20(31,7 %)	13(43,3 %)	7(21,2 %)
Hohe Verantwortung für Menschen (Alfermann: Hohe Verantwortung)	belastet mich nicht	6(6,5 %)	3(4,8 %)	3(10 %)	7(11,1 %)	2(6,7 %)	5(15,2 %)
	[-2-]	16(17,4 %)	8(12,9 %)	8(26,7 %)	18(28,6 %)	9(30 %)	9(27,3 %)
	[-3-]	31(33,7 %)	22(35,5 %)	9(30 %)	13(20,6 %)	6(20 %)	7(21,2 %)
	[-4-]	33(35,9 %)	25(40,3 %)	8(26,7 %)	11(17,5 %)	4(13,3 %)	7(21,2 %)
	belastet mich stark	6(6,5 %)	4(6,5 %)	2(6,7 %)	14(22,2 %)	9(30 %)	5(15,2 %)
Hoher Verwaltungsaufwand / Kassenabrechnungen (Alfermann: Verwaltungsaufwand)	belastet mich nicht	3(3,3 %)	2(3,2 %)	1(3,3 %)	14(22,2 %)	4(13,3 %)	10(30,3 %)
	[-2-]	4(4,3 %)	4(6,5 %)	0(0 %)	9(14,3 %)	4(13,3 %)	5(15,2 %)
	[-3-]	12(13 %)	9(14,5 %)	3(10 %)	18(28,6 %)	13(43,3 %)	5(15,2 %)
	[-4-]	21(22,8 %)	14(22,6 %)	7(23,3 %)	10(15,9 %)	3(10 %)	7(21,2 %)
	belastet mich stark	52(56,5 %)	33(53,2 %)	19(63,3 %)	12(19 %)	6(20 %)	6(18,2 %)

(Fortsetzung)

Tabelle 5.2 (Fortsetzung)

Belastungen nach Berufsbezeichnung und Geschlecht		Zahnarzt/Zahnärztin			Hausarzt/Hausärztin		
		Gesamt	Weiblich	männlich	Gesamt	weiblich	Männlich
Aufgrund des hohen Arbeitsaufkommens besteht häufig großer Zeitdruck (Siegrist: Hohes Arbeitstempo/Zeitdruck)	Nein, stimme gar nicht zu	0(0 %)	0(0 %)	0(0 %)	3(4,8 %)	0(0 %)	3(9,1 %)
	Nein, stimme nicht zu	16(17,4 %)	12(19,4 %)	4(13,3 %)	8(12,7 %)	2(6,7 %)	6(18,2 %)
	Ja, stimme zu	43(46,7 %)	32(51,6 %)	11(36,7 %)	27(42,9 %)	13(43,3 %)	14(42,4 %)
	Ja, stimme voll zu	33(35,9 %)	18(29 %)	15(50 %)	25(39,7 %)	15(50 %)	10(30,3 %)
Bei meiner Arbeit habe ich viel Verantwortung zu tragen (Siegrist: Hohe Verantwortung)	Nein, stimme gar nicht zu	0(0 %)	0(0 %)	0(0 %)	1(1,6 %)	0(0 %)	1(3 %)
	Nein, stimme nicht zu	1(1,1 %)	1(1,6 %)	0(0 %)	2(3,2 %)	1(3,3 %)	1(3 %)
	Ja, stimme zu	29(31,5 %)	17(27,4 %)	12(40 %)	18(28,6 %)	5(16,7 %)	13(39,4 %)
	Ja, stimme voll zu	62(67,4 %)	44(71 %)	18(60 %)	42(66,7 %)	24(80 %)	18(54,5 %)
Meine Arbeit ist körperlich anstrengend (Siegrist: Körperliche Belastung)	Nein, stimme gar nicht zu	1(1,1 %)	1(1,6 %)	0(0 %)	12(19 %)	4(13,3 %)	8(24,2 %)
	Nein, stimme nicht zu	13(14,1 %)	6(9,7 %)	7(23,3 %)	26(41,3 %)	10(33,3 %)	16(48,5 %)
	Ja, stimme zu	35(38 %)	26(41,9 %)	9(30 %)	19(30,2 %)	11(36,7 %)	8(24,2 %)
	Ja, stimme voll zu	43(46,7 %)	29(46,8 %)	14(46,7 %)	6(9,5 %)	5(16,7 %)	1(3 %)
Wenn ich an all die erbrachten Leistungen und Anstrengungen denke, halte ich die erfahrene Anerkennung für angemessen (Siegrist: Gratifikation)	Nein, stimme gar nicht zu	15(16,3 %)	7(11,3 %)	8(26,7 %)	13(20,6 %)	7(23,3 %)	6(18,2 %)
	Nein, stimme nicht zu	28(30,4 %)	22(35,5 %)	6(20 %)	15(23,8 %)	8(26,7 %)	7(21,2 %)
	Ja, stimme zu	33(35,9 %)	20(32,3 %)	13(43,3 %)	22(34,9 %)	11(36,7 %)	11(33,3 %)

(Fortsetzung)

Tabelle 5.2 (Fortsetzung)

Belastungen nach Berufsbezeichnung und Geschlecht		Zahnarzt/Zahnärztin			Hausarzt/Hausärztin		
		Gesamt	Weiblich	männlich	Gesamt	weiblich	Männlich
Wenn ich an all die erbrachten Leistungen denke, halte ich mein Gehalt bzw. Vergütung für angemessen (Siegrist: Gratifikation)	Ja, stimme voll zu	16(17,4 %)	13(21 %)	3(10 %)	13(20,6 %)	4(13,3 %)	9(27,3 %)
	Nein, stimme gar nicht zu	17(18,5 %)	12(19,4 %)	5(16,7 %)	22(34,9 %)	10(33,3 %)	12(36,4 %)
	Nein, stimme nicht zu	27(29,3 %)	20(32,3 %)	7(23,3 %)	16(25,4 %)	11(36,7 %)	5(15,2 %)
	Ja, stimme zu	35(38 %)	21(33,9 %)	14(46,7 %)	13(20,6 %)	4(13,3 %)	9(27,3 %)
	Ja, stimme voll zu	13(14,1 %)	9(14,5 %)	4(13,3 %)	12(19 %)	5(16,7 %)	7(21,2 %)
Beim Arbeiten komme ich leicht in Zeitdruck (Siegrist: Hohes Arbeitstempo/Zeitdruck)	Nein, stimme gar nicht zu	8(8,7 %)	4(6,5 %)	4(13,3 %)	15(23,8 %)	4(13,3 %)	11(33,3 %)
	Nein, stimme nicht zu	33(35,9 %)	22(35,5 %)	11(36,7 %)	20(31,7 %)	13(43,3 %)	7(21,2 %)
	Ja, stimme zu	42(45,7 %)	33(53,2 %)	9(30 %)	16(25,4 %)	6(20 %)	10(30,3 %)
	Ja, stimme voll zu	9(9,8 %)	3(4,8 %)	6(20 %)	12(19 %)	7(23,3 %)	5(15,2 %)
(Fahrenberg et al.: (Berufliche Anforderungen) Was das Ausmaß meiner beruflichen Anforderungen und Belastungen betrifft, bin ich	sehr unzufrieden	12(13 %)	5(8,1 %)	7(23,3 %)	10(15,9 %)	5(16,7 %)	5(15,2 %)
	unzufrieden	11(12 %)	7(11,3 %)	4(13,3 %)	4(6,3 %)	3(10 %)	1(3 %)
	eher unzufrieden	19(20,7 %)	14(22,6 %)	5(16,7 %)	16(25,4 %)	9(30 %)	7(21,2 %)
	weder/ noch	17(18,5 %)	13(21 %)	4(13,3 %)	3(4,8 %)	2(6,7 %)	1(3 %)
	eher zufrieden	13(14,1 %)	11(17,7 %)	2(6,7 %)	10(15,9 %)	2(6,7 %)	8(24,2 %)
	zufrieden	18(19,6 %)	11(17,7 %)	7(23,3 %)	13(20,6 %)	7(23,3 %)	6(18,2 %)
	sehr zufrieden	2(2,2 %)	1(1,6 %)	1(3,3 %)	7(11,1 %)	2(6,7 %)	5(15,2 %)

(Fortsetzung)

Tabelle 5.2 (Fortsetzung)

Belastungen nach Berufsbezeichnung und Geschlecht		Zahnarzt/Zahnärztin			Hausarzt/Hausärztin		
		Gesamt	Weiblich	männlich	Gesamt	weiblich	Männlich
(Fahrenberg et al.: Gratifikation) Mit meinem Einkommen/ Lohn bin ich	sehr unzufrieden	3(3,3 %)	1(1,6 %)	2(6,7 %)	11(17,5 %)	6(20 %)	5(15,2 %)
	unzufrieden	2(2,2 %)	2(3,2 %)	0(0 %)	3(4,8 %)	2(6,7 %)	1(3 %)
	eher unzufrieden	14(15,2 %)	11(17,7 %)	3(10 %)	12(19 %)	6(20 %)	6(18,2 %)
	weder/ noch	8(8,7 %)	7(11,3 %)	1(3,3 %)	2(3,2 %)	1(3,3 %)	1(3 %)
	eher zufrieden	14(15,2 %)	11(17,7 %)	3(10 %)	11(17,5 %)	7(23,3 %)	4(12,1 %)
	zufrieden	37(40,2 %)	22(35,5 %)	15(50 %)	11(17,5 %)	2(6,7 %)	9(27,3 %)
	sehr zufrieden	14(15,2 %)	8(12,9 %)	6(20 %)	13(20,6 %)	6(20 %)	7(21,2 %)
(Fahrenberg et al.) Mit meinen zukünftigen Verdienstmöglichkeiten bin ich	sehr unzufrieden	3(3,3 %)	1(1,6 %)	2(6,7 %)	9(14,3 %)	4(13,3 %)	5(15,2 %)
	unzufrieden	3(3,3 %)	1(1,6 %)	2(6,7 %)	2(3,2 %)	2(6,7 %)	0(0 %)
	eher unzufrieden	14(15,2 %)	10(16,1 %)	4(13,3 %)	15(23,8 %)	6(20 %)	9(27,3 %)
	weder/ noch	16(17,4 %)	16(25,8 %)	0(0 %)	4(6,3 %)	3(10 %)	1(3 %)
	eher zufrieden	10(10,9 %)	6(9,7 %)	4(13,3 %)	7(11,1 %)	3(10 %)	4(12,1 %)
	ufrieden	34(37 %)	19(30,6 %)	15(50 %)	11(17,5 %)	6(20 %)	5(15,2 %)
	sehr zufrieden	12(13 %)	9(14,5 %)	3(10 %)	15(23,8 %)	6(20 %)	9(27,3 %)

5.1.10.1 Arbeitstempo und Zeitdruck

So zeigt sich beispielsweise bei der Frage nach der Belastung durch hohes Arbeitstempo und Zeitdruck (Alfermann), dass insgesamt 18,5 % der Zahnärzt*innen sich hier sehr stark beeinträchtigt fühlen, während mit 31,7 % sich mehr Hausärzt*innen sehr stark belastet fühlen. Im Geschlechtervergleich zeigt sich, dass weniger Zahnärztinnen sich hier sehr stark belastet fühlen (14,5 %) als ihre männlichen Kollegen (26,7 %), während es bei Hausärzt*innen andersherum ist: Hier sind tendenziell mehr Hausärztinnen (43,3 %) sehr stark belastet als Hausärzte (21,2 %).

Bei der Wahrnehmung von hohem Zeitdruck bei gesteigertem Arbeitsaufkommen (Siegrist) berichten unter den Zahnärzt*innen 35,9 % volle Zustimmung, während es bei den Hausärzt*innen mit 39,7 % ähnlich viele Teilnehmende wahrnehmen. Unten den Zahnärzten berichten hier 50,0 % ihre volle Zustimmung, während es bei den Zahnärztinnen 29,0 % sind. Bei den Hausärzten sind es dagegen 30,3 % und den Hausärztinnen 50,0 %.

Bei der Frage (Siegrist), ob man beim Arbeiten schlechthin leicht in Zeitdruck gerät, erteilten dagegen mehr Hausärzt*innen (19,0 %) volle Zustimmung im Vergleich zu den Zahnärzt*innen (9,8 %), wobei sich allerdings männliche Zahnärzte mit 20,0 % auf einem ähnlichen Niveau befinden wie die Hausärzte (15,2 %). Die Zahnärztinnen hingegen geraten mit 4,8 % weitaus weniger leicht bei der täglichen Arbeit in Zeitdruck als die Kolleginnen aus der Hausärzteschaft (23,3 %).

5.1.10.2 Hohe Verantwortung

Bei der hohen Verantwortung für Patient*innen nach Alfermann fühlen sich Zahnärzt*innen weniger stark belastet, hier berichten insgesamt – ohne Geschlechterunterschied – nur 6,5 % eine sehr starke Belastung, während sich insgesamt 22,2 % der Hausärzt*innen hier sehr stark belastet fühlen. Dort berichten im Geschlechtervergleich 30,0 % der Hausärztinnen eine sehr starke Belastung, während es bei den männlichen Hausarztkollegen mit 15,2 % die Hälfte ist.

Befragt nach Siegrist, ob sie viel Verantwortung zu tragen hätten, berichten alle Gruppen ungefähr anteilsmäßig gleich mit voller Zustimmung, und zwar 67,4 % der Zahnärzt*innen und 66,7 % der Hausärzt*innen. Im Geschlechtervergleich schnitten jeweils die weiblichen Berufsträgerinnen mit höheren Werten ab als ihre männlichen Kollegen, bei der Zahnärzteschaft mit 71 % zu 60 % und bei der Hausärzteschaft etwas deutlicher mit 80 % zu 54,5 %.

5.1.10.3 Verwaltungsaufwand

Die Zahnärzt*innen werden laut ihren Angaben durch den hohen Verwaltungs-aufwand und die Kassenabrechnungen (Alfermann) belastet: Hier berichten insgesamt 56,5 % der Zahnärzt*innen eine sehr starke Belastung und ein ähn-licher Anteil liegt bei weiblichen und männlichen befragten Zahnärzt*innen vor. Von den Hausärzt*innen berichten hier nur 19,0 % eine sehr starke Belas-tung, wobei sich auch hier keine auffälligen Differenzen zwischen Hausärztinnen (20,0 %) und Hausärzten (18,2 %) beobachten lassen.

5.1.10.4 Körperliche Anstrengung

Die körperlich anstrengende Arbeit (Siegrist) wird deutlich häufiger unter den Zahnärzt*innen bejaht, hier berichten 46,7 % eine volle Zustimmung, ausgewo-gen unter Frauen und Männern, während nur 9,5 % der Hausärzt*innen hier eine volle Zustimmung berichten. Hier zeigen Hausärztinnen mit 16,7 % eine häu-figere Zustimmung als ihre männlichen Kollegen mit 3,0 %. Offenbar hängen die auf der Zahnärzteschaft lastenden Beschwerden mit der oben diskutierten Zahnarztstuhl-Problematik zusammen.

5.1.10.5 Ausmaß beruflicher Anforderungen und Belastungen

In Bezug auf die Zufriedenheit mit den beruflichen Anforderungen und Belas-tungen (Fahrenberg et al.) berichten zwar Hausärzt*innen mit 11,1 % insgesamt häufiger sehr zufrieden zu sein als Zahnärzt*innen, die zu 2,2 % sehr zufrieden sind. Bei der Antwortkategorie „sehr unzufrieden" lassen sich allerdings ähnli-che Zahlen zwischen beiden Gruppen beobachten: 13,0 % Zahnärzt*innen und 15,9 % Hausärzt*innen sind sehr unzufrieden. In der Gesamtschau waren beide Berufsgruppen vergleichsweise unzufrieden: 45,7 % der Zahnärzt*innen wählten die drei Stufen der Unzufriedenheit, während es bei den Hausärzt*innen 47,6 % waren. Ein statistisch relevanter Zusammenhang im jeweiligen Geschlechterver-gleich war nicht feststellbar, siehe hierzu unten 5.3.3. die dritte Hypothese.

5.1.10.6 Gratifikation: Berufliche Anerkennung

Bei der Angemessenheit der Anerkennung für erbrachte Leistungen und Anstren-gungen (Siegrist) berichten 16,3 % Zahnärzt*innen eine volle Zustimmung. Ähnlich verhält es sich bei den Hausärzt*innen mit 20,6 %. Insgesamt lässt sich sagen, dass bei beiden Berufsgruppen das Verhältnis von Zustimmung und Ablehnung relativ ausgewogen ist.

Bei den Geschlechtern sieht man vor allem bei Zahnärzten mit 10,0 % und Hausärztinnen mit 13,3 % eine Zurückhaltung bei der Zustimmung, währen die Zahnärztinnen mit 21,0 % und Hausärzte mit 27,0 % hier eher eine volle Angemessenheit zum Ausdruck bringen.

5.1.10.7 Gratifikation: Vergütung

Gehalt bzw. Vergütung im Verhältnis zu den erbrachten Leistungen (Fahrenberg et al.) halten mit 14,1 % der Zahnärzt*innen und 19,0 % der Hausärzt*innen eine vergleichbare Anzahl aus beiden Berufsgruppen als komplett angemessen. Allerdings lässt sich in der Gesamtschau nur bei den Zahnärzt*innen ein ausgewogenes Verhältnis von Zustimmung und Ablehnung der Angemessenheit der Gratifikation beobachten, nämlich 52,1 % ja zu 47,9 % nein. Bei den Hausärzt*innen ist die Zufriedenheit bezüglich der Vergütung geringer ausgeprägt: 39,6 % ja zu 60,4 % nein.

Ähnlich verhält sich die uneingeschränkte Zufriedenheit bei einem weiteren Item von Fahrenberg et al.: Einkommen und Lohn. Hier sind es mit 15,2 % voller Zufriedenheit unter den Zahnärzt*innen ähnlich viele wie unter den Hausärzt*innen mit 20,6 %. Im Geschlechtervergleich sind es vor allem Zahnärztinnen mit 12,9 %, die etwas seltener sehr zufrieden sind, allerdings im Einklang mit dem vorangegangenen Item, in dem der Wert für Zahnärztinnen bei 14,5 % lag.

Bei den zukünftigen Verdienstmöglichkeiten (Fahrenberg et al.) sind allerdings die Hausärzt*innen mit 23,8 % voller Zufriedenheit etwas optimistischer als die Zahnärzt*innen bei 13,0 %. In der Gesamtschau beider Berufsgruppen ist die positive Perspektive bei der Zahnärzteschaft merklich stärker ausgeprägt. Hier wählten insgesamt 60,9 % der Zahnärzt*innen eine der drei Stufen der Zufriedenheit, während mehr oder weniger unzufrieden lediglich 20,0 % waren. Bei den Hausärzt*innen sind die Werte weniger optimistisch: 52,4 % zu 41,3 %.

5.2 Korrelationen

5.2.1 Deskriptive Statistiken

Tabelle 5.3 veranschaulicht die deskriptiven Statistiken sowie Korrelationen der wichtigsten Konstrukte der vorliegenden Forschungsarbeit.

Tabelle 5.3 Korrelationen der erhobenen soziodemografischen Faktoren und der relevanten Konstrukte (eigene Darstellung)

	(2)	(3)	(4)	(5)	(6)	(7)	(8)	(9)	(10)
(1) Alter	,28**	,55**	,97**	-,00	-,03	-,08	-,14	-,16*	-,12
(2) Geschlecht[1]	–	,28**	,25**	,20*	,18*	-,11	,04	,01	-,09
(3) Anzahl Kinder		–	,53**	-,05	,00	-,19*	-,22**	-,27**	-,27**
(4) Berufserfahrung			–	-,01	-,03	-,04	-,10	-,14	-,10
(5) Jahresnetto[2]				–	-,01	-,07	,03	-,09	-,10
(6) Wochenstunden					–	,18*	,42**	,20*	,20*
(7) Arbeitsbelastung (Alfermann)						–	,49**	,54**	,60**
(8) Belastung im Privatleben (Alfermann)							–	,42**	,48**
(9) Existenzielle Belastung (Alfermann)								–	,54**
(10) Gratifikationskrise (Siegrist)									–
(11) Arbeitsbelastung (Fahrenberg et al.)									
(12) Belastung durch Covid									
(13) Privatleben Zufriedenheit (Fahrenberg et al.)									
(14) Existenz Zufriedenheit (Fahrenberg et al.)									
(15) Gießener Beschwerdebogen									
(16) Körperlichkeit (Fahrenberg et al.)									
(17) Gesundheit (Fahrenberg et al.)									
(18) Burnout[1]									

(Fortsetzung)

Tabelle 5.3 (Fortsetzung)

	(11)	(12)	(13)	(14)	(15)	(16)	(17)	(18)
(1) Alter	-,06	-,01	,21**	,24**	-,11	,00	,05	,13
(2) Geschlecht[1]	-,03	-,09	,04	,03	-,25	,12	,10	,05
(3) Anzahl Kinder	-,19*	-,05	,26**	,29**	-,07	,04	,12	,09
(4) Berufserfahrung	-,02	-,04	,18*	,23**	-,09	0,00	,05	,11
(5) Jahresnetto[2]	-,08	-,12	-,07	,08	-,14	,09	,05	-,03
(6) Wochenstunden	,31**	,27**	-,23**	-,17*	-,04	,00	,04	,10
(7) Arbeitsbelastung (Alfermann)	,50**	,09	-,33**	-,46**	,42**	-,43**	-,30**	,21**
(8) Belastung im Privatleben (Alfermann)	,47**	,07	-,40**	-,35**	,30**	-,29**	-,16*	,20*
(9) Existenzielle Belastung (Alfermann)	,36**	,11	-,39**	-,72**	,25**	-,22**	-,25**	,18*
(10) Gratifikationskrise (Siegrist)	,71**	,20**	-,57**	-,68**	,55**	-,59**	-,44**	,31**
(11) Arbeitsbelastung (Fahrenberg et al.)	—	,17*	-,54**	-,62**	,40**	-,54**	-,43**	,18*
(12) Belastung durch Covid		—	-,14	-,15	,05	-,08	-,08	-,05
(13) Privatleben Zufriedenheit (Fahrenberg et al.)			—	,66**	-,45**	,56**	,69**	-,22**
(14) Existenz Zufriedenheit (Fahrenberg et al.)				—		,44**	,48**	-,17*
(15) Gießener Beschwerdebogen					—	-,71	-,48**	-,17*
(16) Körperlichkeit (Fahrenberg et al.)						—	,65**	-,28**
(17) Gesundheit (Fahrenberg et al.)							—	-,20*
(18) Burnout[1]								—

1) Berechnung der punktbiserialen Korrelation zwischen Geschlecht und metrischen Variablen
2) Berechnung der Spearman Rangkorrelation aufgrund ordinalen Skalenniveaus
Korrelationen berechnet nach Pearson r
* p < 0,05
** p < 0,01

5.2.2   Belastungs- und Zufriedenheitskonstrukte

Wie sich anhand der Korrelationskoeffizienten erkennen lässt, zeigen die Belastungs- sowie Zufriedenheitskonstrukte untereinander teils moderate bis starke Zusammenhänge.

Zwischen den soziodemografischen Variablen und den Konstrukten der Fragestellung sind gleichermaßen teilweise moderate Bezüge erkennbar.

So erweisen sich positive Beziehungen zwischen dem Alter und den Subskalen des Lebenszufriedenheits-Fragebogens nach Fahrenberg et al., einerseits mit der Zufriedenheit zum Privatleben, $r = ,21$, $p <,001$ andererseits auch mit der existenziellen Zufriedenheit, $r = ,24$, $p <,001$, entsprechend berichten ältere Personen des betrachteten Samples, tendenziell zufriedener zu sein und umgekehrt.

5.2.3   Körperliche Beschwerden und Alter

Hinsichtlich der körperlichen Beschwerden konnte kein Zusammenhang zum Alter nachgewiesen werden, so zeigte sich zwischen dem Alter und dem Gießener Beschwerdebogen ein $r = -,11$, $p = ,166$ und damit keine statistisch bedeutsame Beziehung.

5.2.4   Geschlecht und Anzahl Kinder

Bei den Korrelationen zum Geschlecht waren lediglich auffällige Korrelationen zu zwei anderen soziodemografischen Variablen zu berichten, nämlich bei der Anzahl der Kinder und bei der Berufserfahrung; dazu der nächste Punkt.

Entsprechend der Kodierung der Variablen zeigt der positive Zusammenhang hier, $r = ,28$, $p <,001$, dass die männlichen befragten Ärzte berichteten, mehr Kinder zu haben als die Kolleginnen.

5.2.5   Berufserfahrung nach Geschlecht

Auch bei der Berufserfahrung berichteten die Männer, tendenziell mehr Berufsjahre zu haben als die befragten Ärztinnen, $r = ,25$, $p <,001$.

Weitergehende Zusammenhänge zwischen Geschlecht und Variablen der Korrelationsmatrix waren statistisch nicht signifikant.

5.2.6 Anzahl Kinder und private bzw. existentieller Zufriedenheit

Zwischen der Anzahl Kinder und der privaten und existentiellen Zufriedenheit war ebenfalls ein positiver Zusammenhang erkennbar, $r = ,26$ bzw. $r = ,29$, p <,001. Je mehr Kinder, umso mehr trugen diese zum existentiellen und privaten Wohlbefinden bei. Statistisch signifikante Werte in der Korrelationsmatrix, die eine Differenzierung zwischen den Geschlechtern der Mediziner*innen einerseits und deren Kindern und der existentiellen Zufriedenheit andererseits hätten herstellen können, waren der Erhebung nicht zu entnehmen.

5.2.7 Wochenarbeitsstunden und Belastungen

Hinsichtlich der Wochenarbeitszeit konnten signifikante Zusammenhänge zu Zufriedenheit und Belastungen ermittelt werden. So hängen viele Wochenstunden eng mit Belastungen im Privatleben zusammen, $r = ,42$, p <,001, damit korreliert die private Lebenszufriedenheit, die entsprechend abnimmt, $r = -,23$, p <,001. Die Anzahl der Wochenstunden hat auch einen unmittelbaren Einfluss auf die Arbeitsbelastung, $r = ,31$, p <,001.

5.2.8 Belastungen aufgrund der COVID-19-Pandemie

Tabelle 5.4 COVID-19- Belastungen (eigene Darstellung)

	Zahnärzt*innen		Hausärzt*innen	
	r	p	r	p
Belastung durch COVID-19	,13	,242	-,251	,049

So wurden die beruflichen Belastungen durch die 2020 bis 2022 in Deutschland grassierende COVID-19-Pandemie als von beiden Ärztegruppen tendenziell angestiegen mitgeteilt.

Der t-Test ergab, dass bei den Zahnärzt*innen 5 Befragte (5,4 %) angaben, dass die Belastung sogar abgenommen habe, 20 (21,7 %) meldeten keine Veränderung, während 42 Teilnehmende (45,6 %) einen Anstieg und 25 (27,2 %) gar einen starken Anstieg wahrgenommen zu haben berichteten.

Bei den Hausärzt*innen sah die Verteilung folgendermaßen aus: Ein (1,6 %) Mitglied der Hausärzteschaft zeigte an, dass die Belastungen deutlich abgenommen habe, ein weiteres, dass sie moderater abgenommen habe. Zehn (15,9 %) Teilnehmende sahen keine Veränderung, während 29 (46,0 %) Hausärzt*innen einen Anstieg und 19 (30,2 %) Befragte eine starke Zunahme an beruflichen Belastungen aufgrund der Pandemie berichteten. Abbildung 5.3 fasst die Ergebnisse zusammen.

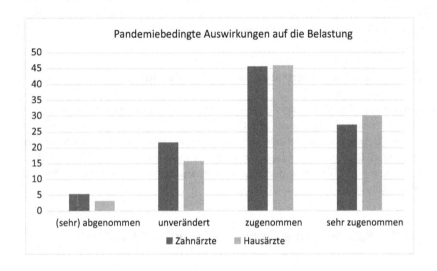

Abbildung 5.3 Pandemiebedingte Auswirkungen auf die berufliche Belastung (eigene Darstellung)

Ein statistisch signifikanter Unterschied war nach alldem nicht feststellbar (Tabelle 5.4).

5.2.9 Burnout und Abhilfe

Auch hinsichtlich der Burnout-Problematik und der Frage nach psychologischer und psychotherapeutischer Unterstützung bei der Bewältigung der beruflichen Belastungen offenbarten sich keine statistisch relevanten Unterschiede. Die zeigt sich im in Tabelle 5.5 abgebildeten t-Test.

Tabelle 5.5 t-Test zur Burnout-Frage (eigene Darstellung)

	Zahnärzt*innen $n = 92$		Hausärzt*innen $n = 63$			
	M	SD	M	SD	T	P
Burn-Out	0,09	0,29	0,18	0,39	−1,50	,137

In der Kreuztabelle gliedern sich die beiden Berufsgruppen wie in Tabelle 5.6 abgebildet, wobei insgesamt 150 Teilnehmende die Frage zum Burnout beantwortet hatten:

Tabelle 5.6 Burnout-Verteilung auf die beiden Berufsgruppen (eigene Darstellung)

Burnout	Verteilung	Zahnärzt*innen	Hausärzt*innen	Gesamt
Nein	Anzahl	89	51	131
	% Berufsträger	90,9 %	82,3 %	87,3 %
Ja	Anzahl	8	12	19
	% Berufsträger	9,1 %	17,7 %	12,7 %
Gesamt	Anzahl	88	62	150
	% Berufsträger	100,0 %	100,0 %	100,0 %

71 (77,2 %) Zahnärzt*innen berichteten, bislang weder von Burnout betroffen gewesen zu sein, noch psychologische oder psychotherapeutische Hilfe zur Bewältigung beruflicher Belastungen in Anspruch genommen noch für die Zukunft geplant zu haben. Bei den Hausärzt*innen waren es 39 (61,9 %). Von Burnout bereits betroffen gewesen zu sein, bekannten acht (9,1 %) Zahnärzt*innen und zwölf (17,7 %) Hausärzt*innen. Sieben (7,6 %) Zahnärzt*innen und fünf (7,9 %) Hausärzte gaben an, psychologische oder psychotherapeutische Hilfe wegen praxisbezogener Belastungen in Anspruch zu nehmen. Eine solche Hilfe in Anspruch nehmen zu wollen, kreuzten elf (11,9 %) Zahnärzt*innen und

zwölf (19 %) Hausärzt*innen an. Die Burnout-Betroffenheit bezogen auf die beiden Berufsgruppen ist aufgrund $p = 0,137$ nicht signifikant. Der Unterschied ist
nicht groß genug, als dass er als auffällig bezeichnet werden könnte.

Der Zusammenhang, der zwischen der Burnout-Betroffenheit und der Bereitschaft, in der Zukunft psychologische bzw. psychotherapeutische Unterstützung
hinzuzuziehen, ist zwar erkennbar, aber aufgrund vorstehender Ausführung nicht
signifikant. Insoweit würde es zu weit gehen, das Verhältnis zwischen Burnout-
Erlebnis und geplanter Hilfe bei den betroffenen Hausärzt*innen als ausgewogen
zu beurteilen und bei den Zahnärzt*innen eine leicht prophylaktische Tendenz
beobachten zu wollen.

5.3   Statistische Überprüfung der Hypothesen

Nachfolgend werden die Ergebnisse der statistischen Überprüfung der Hypothe-
sen dargestellt.

Als statistische Verfahren kamen der t-Test und Korrelationsmaße zum Einsatz.
Aufgrund der Größe der betrachteten Stichprobe von $n = 155$ wird entsprechend
dem Grenzwerttheorem angenommen, dass die Prüfgrößen einer Normalverteilung folgen. Demzufolge wurde die Normalverteilung der jeweiligen Konstrukte
nicht zusätzlich überprüft.

Alle Konstrukte wurden über Boxplots auf das Vorhandensein von Aus-
reißern geprüft. Es konnten keine extremen Ausreißer beobachtet werden. Die
entsprechenden Boxplots sind in Anhang 2 im elektronischen Zusatzmaterial
einsehbar.

Die Voraussetzung des t-Tests zur Varianzhomogenität wird allerdings über
den Levene-Test (136) geprüft. Im Falle der Verletzung der Voraussetzung werden
die Ergebnisse des t-Tests nach Welch (137) korrigiert berichtet.

5.3.1   Erste Hypothese

Die erste Hypothese greift Feststellungen aus in 2008 und 2016 durchgeführten
Studien zu Lebensqualität bzw. Burnout bei Zahnärzt*innen und Humanmedizi-
ner*innen auf. Jurkat et al. (25) und Fuchs (26) hatten die beiden Berufsgruppen
untersucht und keine signifikanten belastungsbezogenen Unterschiede festgestellt.
Die vorliegende Hypothese nimmt also an, dass es keine statistisch signifikanten
Abweichungen zwischen den Belastungen der beiden Berufsgruppen gibt.

H0: *Es gibt keinen Unterschied zwischen den beruflichen Belastungen von Zahnärzt*innen und Hausärzt*innen.*

H1: *Es gibt einen Unterschied zwischen den beruflichen Belastungen von Zahnärzt*innen und Hausärzt*innen.*

Zur statistischen Überprüfung der Belastungsunterschiede zwischen Zahnärzt*innen und Hausärzt*innen wurde der t-Test für unabhängige Stichproben eingesetzt. Tabelle 5.7 zeigt die genauen deskriptiven Statistiken im Vergleich zwischen beiden Berufsgruppen sowie die jeweiligen Signifikanzen des statistischen Test. Nachdem zur Hypothesenprüfung mehrfach dasselbe statistische Verfahren zum Einsatz kam, wurde das Signifikanzniveau $\alpha = 0{,}05$ Bonferronikorrigiert (138), um der Alphafehler-Kumulierung entgegenzuwirken. Das Signifikanzniveau wurde um den Faktor zwölf (Anzahl der Tests) korrigiert und somit wurde das neue Signifikanzniveau als 0,05 dividiert durch zwölf errechnet. Das entsprechend neue Signifikanzniveau lag bei 0,004.

Vergleich der Belastungs- und Zufriedenheitswerte

Tabelle 5.7 Ergebnisse der t-Tests zum Vergleich der Belastungen- und Zufriedenheitswerte zwischen den beiden befragten Ärztegruppen (eigene Darstellung)

	Zahnärzt*innen $n = 92$		Hausärzt*innen $n = 63$		T	P
	M	SD	M	SD		
Arbeitsbelastung (Alfermann)	3,22	0,67	3,05	0,98	1,21	,229
Belastung im Privatleben (Alfermann)	3,18	1,09	3,26	1,40	–0,36	,723
Existenzielle Belastung (Alfermann)	2,52	1,22	2,58	1,41	–0,26	,793
Gratifikationskrise (Siegrist)	2,61	0,41	2,46	0,61	1,73	,087
Arbeitsbelastung (Fahrenberg et al.)	4,24	1,71	3,95	2,00	0,93	,355
Belastung durch Covid	3,94	0,85	4,10	0,84	–1,09	,276
Privatleben Zufriedenheit (Fahrenberg et al.)	5,19	0,78	4,98	1,08	1,32	,189

(Fortsetzung)

Tabelle 5.7 (Fortsetzung)

	Zahnärzt*innen n = 92		Hausärzt*innen n = 63		*T*	*P*
	M	*SD*	*M*	*SD*		
Existenz Zufriedenheit (Fahrenberg et al.)	5,41	1,04	5,10	1,58	1,38	,171
Gießener Beschwerdebogen	2,03	0,58	1,78	0,72	2,39	,018
Körperlichkeit (Fahrenberg et al.)	5,29	0,90	5,13	1,12	0,97	,333
Gesundheit (Fahrenberg et al.)	5,08	1,09	5,10	1,43	–0,08	,941
Burnout	0,09	0,29	0,18	0,39	–1,50	,137

Wie sich anhand der Tabelle 5.7 erkennen lässt, zeigt sich bei keiner der betrachteten Variablen ein statistisch signifikanter Unterschied. Beim Gießener Beschwerdebogen wäre der Unterschied bei einem nicht Bonferroni-korrigierten Signifikanzniveau zwar signifikant gewesen, jedoch ist dies bei korrigiertem Niveau nicht der Fall.

Nachdem sich hier keine Unterschiede zwischen den beiden Ärztegruppen für die betrachtete Stichprobe beobachten ließen, wird die erste Hypothese entsprechend nicht angenommen.

5.3.2   Zweite Hypothese

Die zweite Hypothese lehnt sich an eine in 2022 veröffentliche spanische Studie zu Belastungen von Zahnärzt*innen an. Die Autoren arbeiteten heraus, dass jüngere Zahnärzt*innen und solche mit kurzer Berufserfahrung anfälliger für Burnout waren als ältere Zahnärzt*innen mit mehr Berufsjahren. Als ein Ergebnis dieser Erhebung konnte mithin festgestellt werden, dass zwischen Berufserfahrung einerseits und Abgeklärtheit, Routine und einem Gefühl der Beherrschbarkeit des Praxisgeschehens andererseits ein enger Zusammenhang bestehen kann (vgl. (46)).

HO_2 : *Es gibt keinen Unterschied bzgl. der beruflichen Belastungen von Zahnärzt*innen und Hausärzt*innen in Abhängigkeit von der Berufserfahrung.*

H2: *Es gibt einen Unterschied bzgl. der beruflichen Belastungen von Zahnärzt*innen und Hausärzt*innen in Abhängigkeit von der Berufserfahrung.*

Die zweite Hypothese, welche zur Annahme hat, dass es je nach Ärztegruppe einen unterschiedlichen Zusammenhang zwischen Berufserfahrung und Belastungsfaktoren gibt, wurde über Korrelationsanalysen überprüft. Dabei wurden die einzelnen bivariaten Korrelationen zwischen der Berufserfahrung in Jahren und den jeweiligen Konstrukten zu Belastung, Beschwerden und Zufriedenheit jeweils für Zahnärzte und Hausärzte beiderlei Geschlechts berechnet und gegenübergestellt.

Tabelle 5.8 veranschaulicht die Ergebnisse. Auch hier wurde das Signifikanzniveau um den Faktor zwölf Bonferroni-korrigiert, so dass das korrigierte Niveau bei 0,004 liegt.

Bezüglich der existenziellen Belastungen zeigte sich ein Unterschied zwischen den Korrelationen.

Bei den Befragten aus der Zahnärzteschaft konnte hier kein statistisch signifikanter Zusammenhang zur Berufserfahrung beobachtet werden, $r = ,10, p = ,363,$

Tabelle 5.8 Ergebnisse der Korrelationsanalysen zum Vergleich des Zusammenhangs zwischen Berufserfahrung und den Belastungs- sowie Zufriedenheitswerten zwischen den befragten Ärztegruppen (eigene Darstellung)

Berufserfahrung mit...	Zahnärzt*innen $n = 92$		Hausärzt*innen $n = 63$	
	r	p	r	p
Arbeitsbelastung (Alfermann)	,18	,089	−,24	,062
Belastung im Privatleben (Alfermann)	−,07	,524	−,13	,304
Existenzielle Belastung (Alfermann)	,10	,363	−,41	,001
Gratifikationskrise (Siegrist)	,08	,448	−,25	,052
Arbeitsbelastung (Fahrenberg et al.)	,17	,114	−,23	,071
Belastung durch COVID	,13	,242	−,251	,049

(Fortsetzung)

Tabelle 5.8   (Fortsetzung)

	Zahnärzt*innen $n = 92$		Hausärzt*innen $n = 63$	
Privatleben Zufriedenheit (Fahrenberg et al.)	,08	,458	-,297	,018
Existenz-Zufriedenheit (Fahrenberg et al.)	-,05	,630	,49	,000
Gießener Beschwerdebogen	-,12	,246	-,05	,707
Körperlichkeit (Fahrenberg et al.)	-,10	,363	,21	,101
Gesundheit (Fahrenberg et al.)	,01	,895	-,02	,866
Burnout	,11	,290	,10	,435

während sich bei den Hausärzten beiderlei Geschlechts ein signifikanter negativer Zusammenhang erkennen lässt, $r = -,41$, $p < 0,004$.

Der negative r-Wert belegt eine negative Korrelation, bei der die Werte einer Variablen tendenziell steigen, wenn die Werte der anderen Variablen fallen. Das heißt vorliegend, dass das negative Vorzeichen nachweist, dass mit steigender Berufserfahrung tendenziell weniger existenzielle Sorgen berichtet werden und umgekehrt. Bei den Hausärzt*innen erwies sich demzufolge, dass mit zunehmender Berufserfahrung eine Abnahme der Belastungen erkennbar war. Außerdem wurde deutlich, dass jüngere Teilnehmende aus der Hausärzteschaft tendenziell mehr existenzielle Sorgen berichteten.

Da umgekehrt bei positivem r-Wert die Werte beider untersuchten Variablen steigen, folgt daraus, dass bei den Zahnärzt*innen tendenziell die Belastungen mit den Berufsjahren zunahmen, allerdings ist der Wert statistisch nicht relevant.

Bei der existenziellen Zufriedenheit zeigte sich auch ein Unterschied in den Korrelationen. Zwar war zu beobachten, dass die existentielle Zufriedenheit nach Fahrenberg et al. bei den Zahnärzt*innen mit zunehmenden Berufsjahren anstieg, doch war der Zusammenhang statistisch nicht bedeutsam ($r = -,05$, $p = ,630$). Nur bei der Hausärzteschaft zeigte sich eine statistische Relevanz ($r = ,49$, $p <,001$). Das positive Vorzeichen des r-Wertes zeigt hier, dass die Lebenszufriedenheit in Bezug auf existenzielle Themen mit Zunahme der Berufserfahrung steigt. Dies steht im direkten Verhältnis zur vorangehenden Untersuchung der existentiellen Belastung der Hausärzt*innen, die entsprechend abnahm.

Bei den übrigen Faktoren konnten indessen keine weiteren Unterschiede in Bezug auf statistisch signifikante Korrelationen nachgewiesen werden. Allerdings lässt sich deskriptiv beobachten, dass die positiven Vorzeichen der Korrelationen bei den Zahnärzt*innen der betrachteten Stichprobe darauf hindeuten, dass die Belastungsfaktoren mit Zunahme der Berufserfahrung tendenziell mehr berichtet werden, als da sind Arbeitsbelastung (nach Alfermann und Fahrenberg et al.), Gratifikationskrisen, Belastung durch COVID-19 und Burnout. Andererseits ist auch zu beobachten, dass die Zufriedenheit im Privatleben der Teilnehmenden anstieg. Bei der Variablen „Gesundheitsgefühl" ist der Korrelationskoeffizient zwar positiv, aber so nahe bei „0", dass die beiden Merkmale Gesundheit und Berufsjahre nicht linear voneinander abhängen. Insgesamt waren aber alle diese Werte der Zahnärzteschaft (wegen Überschreitung der Schwelle des p-Wertes) statistisch nicht signifikant.

Bei den befragten Hausärzt*innen waren überwiegend eher negative Korrelationen erkennbar: Arbeitsbelastung (Alfermann und Fahrenberg et al.), Belastung im Privatleben, Gratifikationskrisen, Arbeitsbelastung, Belastung im Zuge der COVID-Pandemie und nach GBB-24. Aber auch die Zufriedenheit im Privatleben nahm tendenziell mit den Berufsjahren eher ab. Wie bei den Zahnärzten ist dieser Korrelationskoeffizient bezüglich „Gesundheit" so nahe bei „0", dass eine lineare Anhängigkeit nicht angenommen werden kann. Auch hier ist schließlich zu betonen, dass all diese weiteren Variablen wegen der Überschreitung des Schwellenwertes keine statistische Bedeutung haben.

Letztlich ergab die Korrelations-Auswertung nur bei zwei von zwölf Variablen eine statistische Signifikanz, und dies auch nur bei den Hausärzt*innen. Daher wird die zweite Hypothese abgelehnt.

5.3.3 Dritte Hypothese

Schließlich knüpft die hier vorgestellte dritte Hypothese an Studien an, nach deren Feststellungen Medizinerinnen stärkere berufliche Belastungen wahrnehmen als ihre männlichen Kollegen.

Beschoner (139) berichtet, dass eine größere Anzahl von Zahnärztinnen von Krankschreibungen aufgrund beruflicher Überlastungen berichteten als deren männliche Kollegen. Weiterhin war der Anteil an weiblichen Mitgliedern der befragten Zahnärzteschaft an akuten oder chronischen Erkrankungen stärker betroffen als die männlichen Mitglieder. In konkretem Zusammenhang dazu verhielt sich auch der Medikamentenkonsum. Von den Frauen befanden sich deutlich mehr in psychotherapeutischer Behandlung als Männer, auch wegen Depressionen. Bei der „Emotionalen Erschöpfung", wie sie im MBI-Handbuch von Maslach et al. definiert wird, erreichten die Zahnärztinnen höhere Werte als die Zahnärzte mit einer entsprechend stärkeren Burnout-Gefährdungstendenz (139).

Eine Studie zu sächsischen Mediziner*innen (140) hatte beim Geschlechtervergleich die hohe Einschätzung der beruflichen Belastung bestätigt. Diffe-
renzierend wurde über eine siebenstufige Skala von „sehr gering" bis „sehr
hoch" festgestellt, dass Ärzte etwas häufiger als Ärztinnen eine hohe berufliche
Belastung angeben, und zwar 89,6 % gegenüber 84,1 % bei den drei höchsten
Antwortstufen. Demgegenüber gaben Ärztinnen höhere Werte als Ärzte bezüglich
der Belastung durch sich verändernde Anforderungen an: 74,4 % der Ärztinnen
gegen 70,9 % der Männer lagen in den drei höchsten Belastungsstufen. Nahezu
ein Drittel (32,8 %) der Frauen stuften sich sogar in die höchste Belastungsstufe.
Im Bereich der leichteren drei Antwortkategorien gaben die Ärztinnen häufiger
Belastungswerte an (140).

H03:   *Es gibt keinen Unterschied zwischen den beruflichen Belastungen*
         von Zahnärztinnen und Hausärztinnen gegenüber ihren männlichen
         Kollegen.

H3:   *Es gibt einen Unterschied zwischen den beruflichen Belastungen*
         von Zahnärztinnen und Hausärztinnen gegenüber ihren männlichen
         Kollegen.

Im Rahmen der statistischen Überprüfung der dritten Hypothese wurde betrachtet, ob es signifikante geschlechtsspezifische Unterschiede gibt. Hier kam wieder
der t-Test für unabhängige Stichproben zum Einsatz. Tabelle 5.9 zeigt hierzu
die Ergebnisse. Wieder wurde das Signifikanzniveau, entsprechend den zwölf
statistischen Tests, auf 0,004 korrigiert.

Tabelle 5.9 Ergebnisse der t-Tests zum Vergleich der Belastungen- und Zufriedenheits-werte zwischen den Geschlechtern (eigene Darstellung)

	Weiblich $n = 92$		Männlich $n = 63$			
	M	SD	M	SD	T	P
Arbeitsbelastung (Alfermann)	3,23	0,71	3,04	0,94	1,35	,181
Belastung im Privatleben (Alfermann)	3,17	1,16	3,28	1,31	–0,51	,614
Existenzielle Belastung (Alfermann)	2,53	1,26	2,56	1,35	–0,15	,885
Gratifikationskrise (Siegrist)	2,59	0,44	2,50	0,58	1,03	,306
Arbeitsbelastung (Fahrenberg et al.)	4,16	1,70	4,06	2,03	0,32	,750
Belastung durch Covid	4,07	0,80	3,92	0,92	1,06	,290
Privatleben Zufriedenheit (Fahrenberg et al.)	5,07	0,86	5,14	1,00	–0,48	,636
Existenz Zufriedenheit (Fahrenberg et al.)	5,26	1,16	5,32	1,47	–0,33	,743
Gießener Beschwerdebogen	2,06	0,58	1,73	0,70	3,16	,002
Körperlichkeit (Fahrenberg et al.)	5,14	0,97	5,35	1,04	–1,28	,204
Gesundheit (Fahrenberg et al.)	4,96	1,17	5,27	1,31	–1,54	,125
Burnout	0,11	0,32	0,15	0,36	–0,63	,528

Im Geschlechtervergleich zeigte sich im Gießener Beschwerdebogen ein signifikanter Unterschied: So berichten Ärztinnen hier signifikant höhere Werte (M = 2,06, SD = 0,58) als ihre männlichen Kollegen (M = 1,73, SD = 0,70), t (153) = 3,16, p <,004). In den restlichen Konstrukten konnten keine statistisch bedeutsamen Unterschiede beobachtet werden. So wird für die vorliegende Stichprobe die dritte Hypothese aufgrund des Aspekts des Gießener Beschwerdebogens angenommen.

Diskussion

6

6.1 Berufliche Belastungen von Zahnärzt*innen versus Hausärzt*innen

Vergleichbare Studien, die sich mit beruflichen Belastungen allgemein bei Mediziner*innen befassen, gibt es nur wenige. Häufiger wurden Befragungen durchgeführt, die konkret Burnout zum Thema hatten. In diesem Zusammenhang treten weitere Schwierigkeiten auf, die darauf zurückzuführen sind, dass verschiedene Begriffe verwendet werden. So wird teilweise von Burnout-Gefährdung gesprochen, während andere auf die Bezeichnung von Symptomen abstellen. Teilweise wird von Burnout-Manifestation o. ä. gesprochen, wenn die Werte in den Bereichen emotionale Erschöpfung oder Depersonalisation die kritische Grenze erreicht haben (80,141). Insoweit sind nachstehend vergleichende Überlegungen auf die in vorliegender Untersuchung ermittelten Ergebnisse nur bedingt übertragbar.

In mehreren Untersuchungen wurde davon ausgegangen, dass Allgemeinmediziner*innen das höchste Burnout-Risiko hätten (142,141,80).

Vorliegende Untersuchung hält bezogen auf die Stichproben als Ergebnis fest, dass zwischen Zahnärzt*innen einerseits und Hausärzt*innen andererseits kein statistisch signifikanter Unterschied bezüglich der beruflichen Belastungen im Allgemeinen festgestellt werden konnte.

Dies steht im Einklang mit der von Jurkat et al. 2008 (25) durchgeführten Untersuchung zu Zahnärzt*innen und der im Jahre 2016 durchgeführten Burnout-Studie (26) bezogen auf niedergelassene Human- und Zahnmediziner*innen in Tirol.

Die berufliche Belastung in Wochenarbeitsstunden hatte ergeben, dass die Zahnärzt*innen durchschnittlich 39,0 Stunden pro Woche und die Hausärzt*innen

D. A. Meyer-Theewen, *Berufliche Belastungen von Zahnärzten und Hausärzten im Vergleich*, https://doi.org/10.1007/978-3-658-45054-0_6

42,1 Wochenstunden arbeiten. Unter Berücksichtigung der Erfassung von in Teil-
zeit Arbeitenden kann vorliegend nicht von einem signifikanten Unterschied zu
anderen Untersuchungen gesprochen werden.

Zum Vergleich sei eine Studie, die die apoBank (143) im Zeitraum 2019/2020
durchgeführt hatte, herangezogen. Dort wurden seinerzeit insgesamt 569 angestellte Zahnärzt*innen unter Einbeziehung von Vorbereitungsassistent*innen und
Fachzahnärzt*innen in Form einer zufallsbasierten Online-Umfrage mit Unterstützung des Freien Verbands Deutscher Zahnärzte (FVDZ) sowie Doc Check
Research befragt. Die durchschnittliche Wochenarbeitszeit der befragten Zielgruppe in Vollzeit lag bei 38 Stunden und damit etwas unter der hier ermittelten
Größe, die allerdings auch Selbstständige beinhaltet.

Ein Bericht aus dem Jahr 2017 des Zentralinstituts für die kassenärztliche Versorgung in der Bundesrepublik Deutschland (144) wies für Ärzt*innen
für Allgemeinmedizin und Innere Medizin (hausärztlich) durchschnittlich 50
Wochenarbeitsstunden aus.

Insofern kann die Tendenz der vorliegenden Erhebung mit einer leicht geringeren Wochenarbeitszeit für Zahnärzt*innen gegenüber Hausärzt*innen – allerdings
unter Einbeziehung auch Teilzeitbeschäftigter – als im Einklang mit anderen
wissenschaftlichen Feststellungen bestätigt werden.

Die vorliegende Erhebung zur unterschiedlichen körperlich anstrengenden
Berufsausübung erbrachte eine deutliche Erkenntnis, wonach die Zahnärzt*innen
(21) weit häufiger über diese Belastungen klagten als die Kolleg*innen aus der
Hausärztegruppe, was auf die in der Wissenschaft belegte physische Belastung
durch die Arbeit am Zahnarztstuhl (35,36) zurückgeführt werden kann.

Bezüglich der Unzufriedenheit mit den beruflichen Anforderungen und Belastungen konnte ein ausgewogenes Verhältnis zwischen beiden Berufsgruppen
beobachtet werden, 45,7 % der Zahnärzt*innen zu 47,6 % der Hausärzt*innen.

Hinsichtlich der Belastungen durch Arbeitstempo und Zeitdruck konnte festgestellt werden, dass dieser in der Forschung behandelte Stressor (3,98,97,25)
in vorliegender Stichprobe in relevantem Umfang vorhanden ist, bei den Zahnärzt*innen mit 55,5 % und bei den Hausärzt*innen mit 44,4 %.

Die in dieser Erhebung gewonnenen Resultate zur Belastung durch die große
berufliche Verantwortung stehen im Einklang mit anderen Beobachtungen (vgl.
(3)).

Auch die Wahrnehmung des Verwaltungsaufwands in der (zahn-)ärztlichen
Praxis als beachtlicher Belastungsfaktor deckt sich mit anderen Forschungser-
gebnissen (vgl. (145,146)).

Beim Thema Gratifikation und konkret der Frage der Angemessenheit zwischen den erbrachten Leistungen und der diesbezüglichen Vergütung war das

Verhältnis von Zufriedenheit und Unzufriedenheit in der Zahnärzteschaft ausgewogen, bei den Hausärzt*innen dagegen nicht. In dieser Berufsgruppe war das Verhältnis mit rund 40 % Zufriedenheit und 60 % Unzufriedenheit im Vergleich schlechter. Die Zufriedenheit beim Einkommen schlechthin war bei den Zahnärzt*innen mit 70,6 % deutlich höher als bei den Hausärzt*innen mit 55,6 %. Bei der Frage der künftigen Gehaltsperspektive schließlich waren die Zahnärzt*innen mit 60,9 % optimistisch gegenüber 20,0 % pessimistischer Prognosen, während bei den Hausärzt*innen die Zukunftsschau mit 52,4 % zu 41,3 % tendenziell zurückhaltender war.

6.2 Berufliche Belastungen in Abhängigkeit von den Berufsjahren

Die Wahrnehmung beruflicher Belastungen im Zusammenhang mit den Berufsjahren in vorliegender Studie zeigt, dass bei den Zahnärzt*innen kein statistisch signifikanter Zusammenhang zur Berufserfahrung im Gegensatz zu den Hausärzt*innen beobachtet werden konnte. So ist ablesbar, dass jüngere Hausärzt*innen tendenziell mehr existenzielle Sorgen berichteten und dass allgemein bei Hausärztinnen mit steigender Berufserfahrung tendenziell weniger existenzielle Sorgen verbunden sind. Bei den Hausärzten zeigte sich, dass die Lebenszufriedenheit in Bezug auf existenzielle Themen mit wachsender Berufserfahrung zunimmt und im Gegenzug die existentiellen Belastungen abnehmen.

Auf Basis der vorliegenden Werte kommt vorliegende Studie zu dem Ergebnis, dass ein Zusammenhang zwischen den Beruflichen Belastungen und den Berufsjahren nicht feststellbar ist.

Im internationalen Vergleich lässt sich kein einheitliches Bild feststellen.

Eine 1999 veröffentlichte Studie (85) zur Burnout-Ausprägung bei niederländischen Zahnärzt*innen ($n = 709$) ergab, dass das höchste Burnout-Risiko bei Zahnärzt*innen ab mittleren Alters, also über 40 Jahren, lag, was wohl auch als relativ zu den Berufsjahren gesehen werden kann.

Anhand einer spanischen Studie (46) ($n = 1298$) kann festgestellt werden, dass auch dort eine gewisse, leichte Abhängigkeit ($d = 0,28$) zwischen den Berufsjahren von Zahnärzt*innen ohne Erschöpfungszustände und solchen mit derartigen Symptomen besteht. Ähnlich leichte Tendenzen konnten dort im Zusammenhang mit dem Depersonalisationswert beobachtet werden. Die durchschnittliche Anzahl an Berufsjahren für Zahnärzt*innen mit einem hohen Depersonalisations-Score betrug 15,6 Jahre, während die Berufsjahre bei symptomfreien Zahnärzt*innen

mit 18,1 Jahren höher war (p < 0,001). Auch hier war die Auswirkung aller-
dings gering (d = 0,24) Bei den spanischen Zahnärzt*innen mit und ohne
Gefühl erfolgreicher beruflicher Erfüllung (Personal Accomplishment) war der
Unterschied in den Berufsjahren 17,4 gegenüber 16,8 nicht signifikant (46).

Eine englische Studie über Burnout bei Zahnärzt*innen aus 2006 (n = 335)
erbrachte als Erkenntnis, dass mit zunehmenden Berufsjahren die Depersonalisa-
tionstendenz abnahm (147).

Eine explizit auf Hausärzt*innen zugeschnittene Studie konnte nicht ermittelt
werden, stattdessen gibt es Erhebungen zu Human- und Allgemeinmedizinern.
Eine 2009 von Mauthe (142) veröffentlichte Metaanalyse von 110 weltweiten
Studien aus den Jahren 1985 bis 2008 zu niedergelassenen und in Krankenhäu-
sern tätigen Ärzt*innen aller Fachrichtungen mit entsprechend hoher Stichprobe
(n = 52.677) ergab, dass Burnout-Gefahren mit zunehmender Berufserfahrung
tendenziell abnehmen (142).

Laut einer Messung von Burnout bei niedergelassenen Humanmediziner*innen
in Essex (148) (n = 564) 2012 hatten die dortigen Probanden mit weniger als 20
Jahren Berufserfahrung höhere Burnout-Werte, insbesondere im Bereich Depersonalisation (148). Diese Feststellungen stehen im Einklang mit den Befunden
von Maslach et al. (55) und Bakker et al. (149), dass Burnout-Gefahren in den
ersten Berufsjahren größer sind als bei vergleichsweise länger Berufstätigen.

Bezüglich des vermuteten Zusammenhangs zwischen Berufserfahrung und
Wahrnehmung beruflicher Belastungen konnte bei den Hausärzt*innen, die
hier mit Humanmediziner*innen und Allgemeinärzt*innen gleichgesetzt werden,
gemeinsam mit Mauthe (142) und Orton (148) eine übereinstimmende Feststel-
lung getroffen werden: mit wachsender Berufserfahrung lässt die Risikogefahr
nach.

Bei den Zahnärzt*innen erschloss sich kein einheitliches Bild. Während laut
Gorter (150) bei den von ihm befragten Zahnmediziner*innen die berufliche
Belastung mit den Jahren anstieg, war von Gomez et al. (46) und Denton et al.
(147) die gegenläufige Tendenz beobachtet worden, ein Befund, der sich im Übrigen mit den Untersuchungen zu Mediziner*innen im Allgemeinen zu decken
scheint.

Im internationalen Vergleich ist mithin ist kein Widerspruch zu dem Ergebnis
der vorliegenden Studie feststellbar.

6.3 Berufliche Belastungen in Abhängigkeit vom Geschlecht

Lediglich aufgrund der Werte gemäß dem Gießener Beschwerdebogen GBB-24 konnte ein signifikanter Unterschied zwischen den Geschlechtern nachgewiesen werden. Frauen berichteten deutlich höhere Werte als Männer. Im Übrigen war kein statistisch relevanter Unterschied feststellbar.

Die 1999 veröffentlichte Studie (150) zur Burnout-Ausprägung bei niederländischen Zahnärzt*innen ($n = 709$) vermeldete keine signifikanten Geschlechtsunterschiede.

Eine weitere holländische Studie aus dem Jahre 2003 (151) ($n = 492$, Zahnärztinnen $n = 81$, Zahnärzte $n = 411$) erbrachte beim Geschlechtsunterschied im Bezug zu Burnout, dass Männer nur bei Depersonalisation schlechtere Werte aufwiesen als Frauen und sich im Übrigen, also bei Emotionaler Erschöpfung und Persönlicher Erfüllung, keine Unterschiede zeigten.

Die englische Studie von Denton et al. aus dem Jahre 2006 (147), veröffentlicht 2008, zu Burnout bei Zahnärzt*innen ($n = 335$) offenbarte keine signifikanten Unterschiede zwischen weiblichen und männlichen Medizinern. Von Gorter (150) konnten ebenfalls keine geschlechtsspezifischen Unterschiede bei den beruflichen Belastungen der niederländischen Zahnärzteschaft festgestellt werden.

In einer 2012 von Wissel et al. (29) durchgeführten bundesweiten Befragung bei zumeist (85,7 %) niedergelassenen Zahnmediziner*innen ($n = 1231$) waren männliche Kollegen häufiger von Burnout betroffen als deren Kolleginnen. Auch der Depersonalisierungsgrad war bei den Zahnärzten nach Wissel (29) und Te Brake et al. (151) höher als bei den Zahnärztinnen.

Bezüglich der Ärzteschaft ist international eine vergleichbare Tendenz belegt: So scheinen ebenso Ärzte in einem höheren Ausmaß Burnout-gefährdet zu sein als Ärztinnen (141,85,142,152,148). Ähnlich verhält sich die Tendenz bei der Dimension Depersonalisation: Mediziner weisen nach Mauthe (142) und Orton (148) in dieser Kategorie höhere Werte auf als Medizinerinnen.

Vorliegende Untersuchung kommt – nur im Einklang mit Beschoner (139) und unter dem Vorbehalt einer überschaubaren Stichprobengröße – zu einem gegenteiligen Ergebnis, nämlich das Frauen stärker belastet sind als Männer.

6.4   Methodische Limitationen

Wie bereits angedeutet, dürfte angesichts der Stichprobenmenge, die zwar als durchaus bei online-Befragungen im Rahmen liegende Größe betrachtet werden darf – vgl. Brosius (153), oftmals unter 5 %, Jarleton (96) $n = 114$, Beschoner (139) $n = 81$, Fuchs (26) $n = 182$ – ein Rückschluss nach dem Prinzip a minore ad maius, also dass diese Feststellungen für beide Berufsgruppen Allgemeingültigkeit haben, nicht angezeigt sein (vgl. (26,140)).

Eine belastbarere Stichprobe kann wohl nur über eine größer angelegte Studie mit besonderer Unterstützung institutioneller Träger erzielt werden. Zudem dürfte eine direkte „Ansprache" mit wiederholter Kontaktaufnahme der Mitglieder zielführender sein.

Die unmittelbare schriftliche Ansprache wählten nämlich erfolgreich z. B. Denton et al. im Jahre 2006 (147) und Behrmann et al. (154) sowie Unrath et al. (100) im Jahre 2009. Denton et al. (147) kontaktierten bei ihrer durchgeführten Befragung 500 zufällig ausgewählte Zahnärzt*innen aus dem aktuellen englischen Zahnärzteverzeichnis mit drei konsekutiven Anschreiben und einem Fragebogen aus nur 39 Items. Behrmann et al. (154) schalteten die Ankündigung ihrer Befragung im Niedersächsischen Ärzteblatt und dem Mitteilungsblatt der Kassenärztlichen Vereinigung Niedersachsen. Als Vergütung für die Teilnahme an der Erhebung wurde eine Aufwandsentschädigung in Höhe von € 20,00 ausgelobt. Die Autor*innen erinnerten Nichtteilnehmende zwei Mal. Bei weiterhin fehlender Reaktion wurde ihnen eine frankierte Postkarte mit der Bitte um Nennung der Gründe für die Nichtteilnahme zugesandt. Die Querschnittbefragung rheinland-pfälzischer niedergelassener Fachärzt*innen für Allgemeinmedizin und praktischer Ärzt*innen erfolgte 2009 (100) durch Ankündigung im lokalen Landesärzteblatt und schriftlicher Kontaktaufnahme der Zielgruppe.

Der in dem vorliegenden Survey enthaltene Hinweis auf die überschaubare Bearbeitungszeit von nur ca. 15 Minuten veränderte das Teilnahmeverhalten nicht positiv (vgl. ebenso Sperlich, die gleichfalls einen Bearbeitungsaufwand von 15 Minuten angibt (155)). Immerhin hatten sich insgesamt nur 227 Teilnehmende mehr oder weniger mit der Befragung beschäftigt, und davon waren nur 68,3 % verwertbar. Dies scheint die Vermutung zu stützen, dass eine bloße Ankündigung in den Medien der Zielgruppen kaum ausreichend ist, und vieles – dem Beispiel anderer erfolgreicherer Surveys folgend – für eine direkte Kontaktaufnahme spricht.

Zudem legt die Angabe der voraussichtlichen Bearbeitungsdauer in der Annonce die Gefahr nahe, dass die hier bearbeitete Stichprobe dahingehend verzerrt wurde, dass nur diejenigen Zahn- und Hausärzt*innen mit einem im Vergleich zu ihren Kolleg*innen geringeren Zeitproblem teilgenommen haben. Einige Bedenken wurden von den Teilnehmenden denn auch bezüglich des großen Umfangs des Fragenkatalogs mitgeteilt. Die zahlreichen Items, immerhin 136 Fragen, führten dazu, dass viele Mediziner*innen den Fragebogen vorzeitig abbrachen oder sich erst gar nicht der Mühe unterzogen, diesen auszufüllen.

Im Interesse einer beträchtlich größeren Stichprobe sollte daher bei künftigen Untersuchungen dieser Art eine deutliche Kürzung des Fragebogens in Erwägung gezogen werden, zumal einige Indikatoren, wie sie z. B. in dem unverändert integrierten Fragebogen von Fahrenberg et al. enthalten sind, kaum oder keine Relevanz für die vorliegende Untersuchung hatten, und Redundanzen und schließlich insbesondere Fragen zur Intimsphäre (Sexualität etc.) trotz Zusicherung absoluter Anonymität der Teilnehmenden zum vorzeitigen Abbruch oder Nichtbeantwortung geführt haben.

Im Sinne einer belastbaren Stichprobe sollten folglich Adressaten von Fragebögen jedenfalls direkt kontaktiert und bei fehlender Reaktion erinnert werden. Außerdem erscheint eine Verschlankung der Fragebögen ohne Redundanzen und fokussiert auf die essentiellen Items sinnvoll.

6.5 Exkurs: Resilienz und Bewältigungsstrategien

Der maßgebliche Hebel zur Bewältigung beruflicher Belastungen oder besser gesagt zur Reduzierung (156) ist die Ermittlung der Ursachen. Dies stellt die Grundlage für die Findung von Ansätzen zur Veränderung dar.

Ein Modell zur Stress-Definition besteht in folgender einfacher Formel. Die erlebten Stressoren werden mit der eigenen Bemessung multipliziert und sodann durch die zur Verfügung stehenden Ressourcen geteilt (156).

$$\frac{\text{Eigene Stressoren X Innere Bewertung}}{\text{Eigene Ressourcen}}$$

Ein Beispiel soll die Stress-Formel veranschaulichen. Ein Patient beschwert sich mit lauter Stimme darüber, dass er zu lange warten musste. In der Logik der oben aufgeführten Gleichung stellt dies den Stressor dar. Dieser Stressor wird nunmehr multipliziert mit der inneren Bewertung des/r Betroffenen, der/die gemäß der persönlichen internen Bemessungsskala dieses Ereignis einwertet. Hier erfolgt nun eine Weichenstellung (156).

Es kommt nämlich auf die aktuelle Gemütssituation der Betroffenen an. Je entspannter oder sich in Vorfreude auf den Feierabend oder die Familie befindend sie sind, umso geringer ist die Gewichtung. Man könnte demnach dem Stressor den moderaten Faktor „zehn" beimessen, der Bewertung den Faktor „fünf". Das Resultat für den empfundenen Stress wäre 50. Andersherum würde die Gleichung extremer ausfallen, je größer die Empörung des/der Mediziners/Medizinerin ist. Hier käme dann als Faktor der inneren Bewertung 50 in Betracht. Der gefühlte Stress hätte dann den Wert 500 (156).

Bei der Berechnung der Stress-Formel sind alsdann die eigenen Ressourcen zu berücksichtigen. Darunter versteht man die psychischen und physischen Reserven. Diese können beispielsweise in der ureigenen inneren Ruhe, in der Beschwichtigung durch Kolleg*innen oder Mitarbeiter*innen oder der sanguinischen oder stoischen Mentalität der Betroffenen begründet sein (156).

Stressreduktion kann nur da ansetzen, wo Abhilfe realistisch ist. So haben z. B. Bürokratie und Verwaltungsaufwand (145) in der ärztlichen Praxis zugenommen und nehmen der eigentlichen Aufgabe, nämlich der Patientenbehandlung, und nicht zuletzt der Erholung im ungünstigen Fall Zeit weg. Immer mehr heilbehandlungsfremde Aufgaben und andere Krisen – wie die inzwischen überwundene COVID-19-Pandemie – reichern das Stressoren-Spektrum zusätzlich an.

Zur Identifikation der Ansätze, mit denen Stressoren realistisch reduziert werden können, ist eine konkrete Benennung dieser Stressoren und nicht bloß die Formulierung des Gefühls des Gestresst-Seins erforderlich (156).

In Abwandlung von der von Tony Buzan entwickelten Mindmap (157) steht der Begriff „Stress" in der Mitte der zur „Stress-Mindmap" modifizierten Moderationsmethode. Die größeren Abzweigungen bilden die wichtigsten Lebensbereiche Beruf und Privatleben ab, in denen der Mensch Stress erfährt. Danach verästeln sich die Stränge.

Im Bereich „Praxis" können als Stressfaktoren zum Beispiel sich beschwerende Patient*innen, unwirsche oder unkooperative Kolleg*innen oder inkompetente Mitarbeiter*innen in Erscheinung treten. Dabei ist nach den Ursachen zu forschen. Sodann ist herauszuarbeiten, welche Stressoren realistisch veränderbar sind. Entscheidend ist dabei die Identifikation von Ursachen, die die Betroffenen selbst beeinflussen können. Zuweilen kann der Aufwand, etwas zu verändern, enorm sein, zuweilen kann die Hürde auch zu hoch und damit nicht zu bewältigen sein (156).

Eine zentrale Herausforderung besteht darin, den identifizierten Stressoren lösungsorientiert und nicht mit Widerstand zu begegnen. Dies hat sich durch die Entwicklung eines strategischen Plans bewährt (156). In besonders stressbetonten Bereichen medizinischer Versorgung wie der Notaufnahme kommen

sogenannte „Wenn-dann-Pläne" zum Einsatz. Diese beinhalten situationsbezo-
gene Checklisten mit konkreten Handlungsempfehlungen. Solches schriftlich
abrufbare Wissen bedeutet mehr Handlungssicherheit gegenüber unvorbereiteten
Mediziner*innen, die in Panik verfallen und einen Tunnelblick entwickeln (156).
Weniger (156) empfiehlt zur Stärkung der eigenen Ressourcen die Anwendung
einer „Zehn-Minuten-Regel". Danach erteilt sich die Person die Erlaubnis, eine
bestimmte Aufgabe oder Tätigkeit nach zehn Minuten beenden zu dürfen. Da
der Mensch mit Druck schlecht umgehen kann und stattdessen positiv auf eine
Erlaubnis reagiert, sei die Abneigung vor der Aufgabe deutlich geringer. Dabei
könne beobachtet werden, dass Betroffene sogar das Zehn-Minuten-Limit häufig
freiwillig überschreiten (156).

Ein anderer vertretener wesentlicher Ansatz zur Stressreduzierung ist die
offene Kommunikation, sowohl mit Patient*innen als auch Kolleg*innen und
Mitarbeiter*innen. Komplikationen können so angesprochen und Konflikte aus-
geräumt werden (103). Des Weiteren kann aus dem Selbstverständnis des Arztes
oder der Ärztin heraus eine selbstbewusst vorgetragene Abgrenzung helfen, die
Konfliktsituation zu mildern oder ganz auszuschließen. Aus dem Selbstbewusst-
sein heraus erfolgt so die Ziehung einer Grenze, die als Puffer dient (103).
Fordernden Patient*innen gegenüber kann so eine distanzierte Betrachtungsweise
entgegengebracht werden.

Weiterhin kann hilfreich sein, die Fähigkeit zu entwickeln oder selbstbewusst
zu vertreten, Realitäten hinzunehmen. Die Erkenntnis, dass der Mediziner und
die Medizinerin keinen uneingeschränkten Einfluss auf Patient*innen und die
Heilungschancen haben, trägt zur Akzeptanz von Realitäten und der Reduktion
von Stressgefühlen bei. Umgekehrt kann die Gewissheit behilflich sein, kranken
Patient*innen Linderung der Beschwerden verschafft zu haben (156).

In struktureller Hinsicht kann die sorgfältige Gestaltung der praxisbezoge-
nen Rahmenbedingungen zum Aufbau von Stresspuffern maßgeblich beitragen.
Limitierung der Arbeitszeiten, Patiententerminmanagement, Einbau von kurzen
Auszeiten während des Arbeitstages, eine vorausschauende Urlaubsplanung und
regelmäßige Freizeit- und Sportaktivitäten werden als wesentlich erkannt (103).

Schließlich kommt der Resilienz im Medizinerberuf große Bedeutung zu, was
bedeutet, dass trotz hoher Belastung die Freude am Beruf bleibt. Dazu trägt eine
vorausschauende Weiterbildung bei, die Wissenslücken vermeiden hilft.

Die individuelle Toleranzgrenze für Stress muss von jedem Betroffenen selbst
ausgelotet werden. Resilienz kann durch folgende Aspekte beeinflusst werden:

• Selbstreflexion
• Eigenorganisation

- Fehlermanagement
- Erkennung der Sinnhaftigkeit eigenen Handelns
- Kollegialer Austausch und wechselseitige Unterstützung im Team
- Erfahrung von immaterieller und materieller Wertschätzung
- Freizeitausgleich (kulturelle und sportliche Aktivitäten)
- Positives soziales und familiäres Netzwerk
- Fachliche und soziale Kompetenz

Mit auf die individuelle Situation ausgerichteten Bewältigungsstrategien kann den vielfältigen Stressoren im Arztberuf wirksam begegnet werden (103).

Conclusion

7

Abschließend muss gesagt werden, dass die Befragung im Verhältnis zum betriebenen Aufwand eine unterdurchschnittliche Resonanz erfahren hat. Dies lag daran, dass der Fragenkatalog mit 136 Items zu umfangreich war, einige Fragen für die vorliegende Studie zweitrangig oder zu intim waren und andere Items innerhalb der vier anerkannten Fragebögen redundant sind.

Als kritische Würdigung und Ausblick kann festgehalten werden, dass grundsätzlich ein überschaubares Volumen an Stichproben verallgemeinernde oder allgemeingültige Aussagen zu den Abweichungen beruflicher Belastungen von Zahnärzt*innen und Hausärzt*innen nur in dem Rahmen zulässt, wie ähnliche Befunde anderer Untersuchungen festgestellt werden können.

Aus den dargestellten Werten und Daten lässt sich allerdings der Istzustand unter den Kollektiven aus der zahnmedizinischen Ärzteschaft und der hausärztlichen Berufsgruppe ableiten. Statistisch signifikante Tendenzen zu Abweichungen konnten nicht ermittelt werden. Die Studie kommt mithin zu dem Ergebnis, dass hinsichtlich der Stichproben im Wesentlichen kein statistisch signifikanter Unterschied bei den beruflichen Belastungen zwischen Zahnärzt*innen und Hausärzt*innen feststellbar war. Dies deckt sich mit einer von Jurkat et al. (25) durchgeführten Untersuchung und einer online-basierten Studie über Burnout bei niedergelassenen Human- und Zahnmediziner*innen in Tirol (26). Allerdings ergab die Erhebung auch, dass die körperliche Belastung bei der zahnärztlichen Berufsausübung höher berichtet wurde als bei der Hausärzteschaft.

Ein Zusammenhang zwischen dem Ausmaß beruflicher Belastungen und der Anzahl der Berufsjahre war nicht nachweisbar. Während für die Zahnärzt*innen keine statistisch signifikanten Korrelationen ermittelt werden konnten, traf dies bei den befragten Hausärzt*innen nur bei zwei von zwölf Variablen zu.

D. A. Meyer-Theewen, *Berufliche Belastungen von Zahnärzten und Hausärzten im Vergleich*, https://doi.org/10.1007/978-3-658-45054-0_7

Im Geschlechtervergleich schnitten die weiblichen Berufsträger lediglich auf Basis des Gießener Beschwerdebogens GBB-24 mit signifikant höheren Werten schlechter ab als ihre männlichen Kollegen.

Trotz der überschaubaren Stichprobe darf aus den hier erhobenen Ergebnissen abgeleitet werden, dass beide Berufsgruppen ihre Patient*innenversorgung unter vergleichbaren beruflichen Belastungen betreiben müssen.

Zur Erzielung einer repräsentativen Bestandsaufnahme müsste ein umfassenderes Ergebnis angestrebt werden. Das bedeutet, dass ein weit umfangreicheres Kollektiv an Berufsträger*innen aus den beiden Ärzteschaften erreicht werden muss.

Schließlich müsste neben einer möglichst breit angelegten Bestandsaufnahme das Aufzeigen von Lösungsmöglichkeiten zur Bewältigung von Stressoren und Generierung und Stärkung von Ressourcen stärker in den Fokus wissenschaftlicher Analyse rücken. Dies wäre zudem ein Anreiz für die Zielgruppen, sich einer Umfrage zu unterziehen. In diesem Zusammenhang sollte eine Befragung auch auf bereits durchgeführte Bewältigungsmaßnahmen der Teilnehmenden ausgedehnt werden. So ließen sich im Abgleich mit wissenschaftlich nachgewiesenen Strategien zur Belastungsreduzierung Ansätze aufzeigen, um konkrete Optimierungskonzepte für die nach solchen Lösungsmöglichkeiten Ausschau haltende Praxis zu liefern.

Literaturverzeichnis

1. Kreyer G. Berufsstress und psycho-physische Belastung von Zahnärzten. In Sergl HG, G. K, Graber G. Jahrbuch der Psychologie und Psychosomatik in der Zahnheilkunde, Bd. 3. Berlin: Quintessenz-Verlag; 1993. S. 55–66.
2. Klein J. Psychosoziale Arbeitsbelastungen, Burnout und Versorgungsqualität – Eine bundesweite Befragung von Chirurgen. Dissertation Hamburg: Universität Hamburg; 2013.
3. Stiller J, Busse C. Berufliche Belastungen von Berufsanfängern in der klinischen Praxis. In Brähler D, Alfermann E, Stiller J. Karriereentwicklung und berufliche Belastungen im Arztberuf. Göttingen: Vandenhoeck & Ruprecht; 2008. S. 165–178.
4. Hofmeister D. Ärztemangel selbst gemacht! Über berufliche Belastungen, Gratifikationskrisen und das Geschlechterverhältnis von Berufsanfängern in der Medizin. In Schwartz FW, Angerer P. Report Versorgungsforschung. Arbeitsbedingungen. Köln: Deutscher Ärzteverlag; 2010. S. 159–171.
5. Bartholomeyczik S, Donath E, Schmidt S, Rieger MA, Berger E, Wittich A, et al. Arbeitsbedingungen im Krankenhaus. Abschlussbericht. Dortmund, Berlin, Dresden: Bundesanstalt für Arbeitsschutz und Arbeitsmedizin, Forschung Projekt F2032; 2008.
6. Glaser J, Höge T. Probleme und Lösungen in der Pflege aus Sicht der Arbeits-und Gesundheitswissenschaften. Dortmund: Baua; 2005.
7. Angerer P, Schwartz FW. Einführung. In Fuchs C. Arbeitsbedingungen und Befinden von Ärztinnen und Ärzten: Befunde und Interventionen. Köln: Deutscher Ärzteverlag; 2010. S. 3–5.
8. Bergner T. Burnout bei Ärzten. Lebensaufgabe statt Lebens-Aufgabe. Deutsches Ärzteblatt. 2004; 33(101): S. 2232–2234.
9. Fuß I, Nübling M, Hasselhorn HM, Schwappach D, Rieger MA. Working conditions and work-family conflict in German hospital physicians: psychosocial and organisational predictors and consequences. BMC public health. 2008 Januar; 8: S. 1–17.
10. Keller M, Aulike B, Böhmert M, Nienhaus A. Explorative Studie zur Erfassung arbeitsbedingter Stressoren und Ressourcen von Klinikärztinnen und -ärzten. Journal Psychologie des Alltagshandelns. 2010 Jan: S. 39–50.
11. Merz B, Oberlander W. Ärztinnen und Ärzte beklagen die Einschränkung ihrer Autonomie. Deutsches Ärzteblatt. 2008 Jul; 105: S. 322–324.

12. Shanafelt TD, Sloan JA, Habermann TM. The well-being of physicians. American Journal of Medicine. 114 (6). 2003: S. 513–517.

13. Virtanen P, Oksanen T, Kivimäki M, Virtanen M, Pentti J, Vahtera J. Work stress and health in primary health care physicians and hospital physicians. Occupational Environmental Medicine. 2008; 65 (5): S. 364–366.

14. Ripp J, Babyatsky M, Fallar R, Bazari H, Bellini L. The incidence and predictors of job burnout in first-year internal medicine residents: a five-institution study. Academic Medicine. 86 (10). 2011: S. 1304–1310.

15. Siegrist J. (2012) Fragebogen zur Messung beruflicher Gratifikationskrisen. In Letzel S, Nowak D. Handbuch der Arbeitsmedizin. 40. Erg. Lfg. 3/16.; 2016. S. 21–48.

16. Faller H. Patientenorientierte Kommunikation der Arzt-Patienten-Beziehung. Bundesgesundheitsblatt – Gesundheitsforschung – Gesundheitsschutz. 2012 September; 55: S. 1106–1112.

17. Siegrist J. Medizinische Soziologie. 6. Aufl.; 2005.

18. Forschungsgruppe Weltanschauungen in Deutschland fowid. Berufsprestige 2013. [Abgerufen 20.03.2023]. https://fowid.de/meldung/berufsprestige-2013-2016-nod e3302.

19. Bundesärztekammer. Statistik 2021. Statistikbericht. [Abgerufen 20.03.2023]. https:// www.bundesaerztekammer.de/baek/ueber-uns/aerztestatistik/aerztestatistik-2021; 2021.

20. AOK. aok-bv.de. [Online].; 2021 [Abgerufen 20.03.2023]. https://aok-bv.de/hinter grund/dossier/aerztliche_versorgung/index_15339.html.

21. Wissel CI, Jöhren HP. Burnout bei Zahnärzten – Aktuelle Literaturübersicht. Quintessenz. 2011; 62 (8): S. 1–8.

22. Erler S, Beyer M, Welbers G, Gerlach FM. Zusammenschluss von Hausarztpraxen zum SCHAAZ. Auswirkungen auf Arbeitszufriedenheit und Burnout-Risiko. Zeitschrift für Allgemeinmedizin. 2012; 88: S. 303–312.

23. Behmann M, Schmiemann G, Lingner H, Kühne F, Hummers-Pradier E, Schneider N. Berufszufriedenheit von Hausärzten. Deutsches Ärzteblatt. 109. 2012: S. 193–200.

24. Schäfer A, Schöttker-Königer T. Statistik und quantitative Methoden für Gesundheitsfachberufe; 2015.

25. Jurkat HB, Raskin K, Beger J, Vetter A. Lebensqualität von berufstätigen Zahnärzten in Deutschland – eine Vergleichsstudie. In Brähler E, editor. Karriereentwicklung und berufliche Belastungen im Arztberuf. Göttingen: Vandenhoeck & Ruprecht; 2008. S. 209–227.

26. Fuchs S. Burnout bei niedergelassenen Human- und ZahnmedizinerInnen: Die Rolle von Self-Compassion als Schutzfaktor für ÄrztInnengesundheit. Dissertation. Frankfurt/Oder; 2016.

27. Resch M, Hagge M. Ärztegesundheit – Ein lange vernachlässigtes Thema. In Ulich E. Arbeitspsychologie in Krankenhaus und Arztpraxis. Arbeitsbedingungen, Belastungen, Ressourcen; 2003. S. 37–57.

28. Bergner T. Die Balance bewahren. Burnout bei Ärzten. Deutsche medizinische Wochenschrift. 2016; 141: S. 976–979.

29. Wissel CI, Wannemüller A, Jöhren HP. Burnout bei Zahnärzten – Ergebnisse einer bundesweiten Onlinebefragung in Deutschland. Deutsche Zahnärztliche Zeitschrift. 2012; 67 (5): S. 317–326.

30. Schiltenwolf M, Sack M. Arztsein: Die Angst des Arztes. Deutsches Ärzteblatt. 111 (13). 2014: S. 546f.
31. Lion T. Supervision im ärztlichen Bereich – eine super Vision? Pädiatrie & Pädologie. 2019; 54: S. 65–70.
32. Zwack J, Mundle G. Wie Ärzte gesund bleiben. Resilienz statt Burnout. 2. Aufl. Stuttgart: Thieme; 2015.
33. Albrecht C, Giernalczyk T. Ärzte im Krankenhaus: Zwischen Anerkennung und Belastung. PiD Psychotherapie im Dialog. 2016 Feb; 17: S. 36–39.
34. Marburger Bund. https://www.marburger-bund.de. [Online].; 2022 [Abgerufen 20.03.2023]. https://www.marburger-bund.de/bundesverband/themen/marburger-bund-umfragen/mb-monitor-2022-zu-wenig-personal-zu-viel-buerokratie.
35. Heinze A. Burnout und Stressmanagement bei Zahnärzten Balingen: Spitta-Verlag; 2011.
36. Ruijter RAG, Stegenga B, Schaub RMH, Reneman MF, Middel B. Determinants of physical and mental health complaints in dentists: a systematic review. Community Dentistry and Oral Epidemiology. 43 (1). 2015: S. 86–96.
37. Hillert S, Marwitz M. Die Burnout-Epidemie oder brennt die Leistungsgesellschaft aus? München: Beck; 2006.
38. Koch U, Broich K. Das Burnout-Syndrom. Bundesgesundheitsblatt. 2012; 55: S. 161–163.
39. Weimer S, Pöll M. Burnout – ein Behandlungsmanual. Baukastenmodul für Einzeltherapie und Gruppen, Klinik und Praxis. 3. Aufl. Stuttgart: Klett-Cotta; 2015.
40. Burisch M. Das Burnout-Syndrom. 5. Aufl. Berlin, Heidelberg: Springer; 2014.
41. Gabriel T. Burnout & Gesundheitspsychologie: Prävention und Intervention. Psychologie in Österreich. 2008; 3–4: S. 316–319.
42. Gabriel T. Burnout: Leitfaden zur Betrieblichen Gesundheitsförderung. 2. Aufl. Wien: Gesundheit Österreich GmbH; 2012.
43. Wagner P. Ausgebrannt: zum Burnout-Syndrom in helfenden Berufen Bielefeld: KT-Verlag Böllert; 1993.
44. Freudenberger HJ, Richelson G. Ausgebrannt: Die Krise der Erfolgreichen – Gefahren erkennen und vermeiden München: Kindler; 1980.
45. Ponocny-Seliger E. 12-Phasen-Burnout-Screening. ASU – Zeitschrift für medizinische Prävention. 2014 Dec; 49(12–2014): S. 927–935.
46. Gómez-Polo C, Casado AMM, Montero J. Burnout syndrome in dentists: Work-related factors. Journal of dentistry. 2022; 121: S. 104–143.
47. Koch K,LD, Hillert A. Burnout und chronischer beruflicher Stress Göttingen: Hogrefe; 2015.
48. Maslach C, Jackson SE, Leiter MP, Schaufeli WB, Schwab RL. Maslach burnout inventory sampler set manual, general survey, human services survey, educators survey, & scoring guides. Menlo Park: Mind Garden; 1986.
49. Maslach C, Jackson SE, Leiter MP. Maslach Burnout Inventory – Manual. 3. Aufl. Mountain View, CA: Consulting Psychologists Press; 1996.
50. Manzano-García G, Ayala-Calvo JC. New perspectives: Towards an integration of the concept "burnout" and its explanatory models. Anales de Psicología. 2013 Mar; 29: S. 800–809.
51. Selye H. The stress of life. New York NY: McGraw-Hill; 1956.

52. Lazarus RS, Folkman S. Stress, appraisal, and coping. New York NY: Springer Publishing Company; 2015.
53. Lazarus RH. Psychological Stress and the Coping Process. New York NY: McGraw-Hill; 1966.
54. Hobfoll SE. Conservation of resources: A new attempt at conceptualizing stress. American Psychologist. 1989 März; 44: S. 513–524.
55. Maslach C, Schaufeli WB, Leiter MP. Job burnout. Annual Review of Psychology. 2001; 52: S. 397–422.
56. Stadler P. Psychische Belastungen am Arbeitsplatz – Ursachen, Folgen und Handlungsfelder der Prävention; 2006. [Abgerufen 20.03.2023] http://www.mentalhealthpromotion.net/?i=portal.en.bibliography.1028.
57. McManus IC, Winder BC, Gordon D. The causal links between stress and burnout in a longitudinal study of UK doctors. The Lancet. 2002; 359: S. 2089–2090.
58. Baum A, Posluszny DM. Health psychology: mapping biobehavioral contributions to health and illness. Annual review of Psychology. 1999; 50: S. 137–163.
59. Wang J, Lesage AD, Schmitz N, Drapeau A. The relationship between work stress and mental disorders in men and women: Findings from a population-based study. Journal of Epidemiology and Community Health. 2008; 62 (1): S. 42 ff.
60. Fan LB, Blumenthal JA, Watkins LL, Sherwood A. Work and home stress: associations with anxiety and depression symptoms. Occupational Medicine. 2015 Februar; 66: S. 110–116.
61. Karasek RA. Job Demands, Job Decision Latitude, and Mental Strain: Implications for Job Redesign. Administrative Science Quarterly. 1979 Feb; 24: S. 285–308.
62. Dalgard OD, Soerensen T, Sandanger I, Nygard JF, Svensson E, Reas DL. Job demands, job control, and mental health in an 11-year follow-up study: Normal and reversed relationships. Work & Stress. 2009 Mar; 23: S. 284–296.
63. Jonge Jd, van Vegchel N, Shimazu A, Schaufeli W, Dormann C. A longitudinal test of the demand-control model using specific job demands and specific job control. International Journal of Behavioral Medicine. 2010 Feb; 17: S. 125–133.
64. Siegrist J. Soziale Krisen und Gesundheit: eine Theorie der Gesundheitsförderung am Beispiel von Herz-Kreislauf-Risiken im Erwerbsleben. Göttingen: Hogrefe; 1996.
65. Godin I, Kittel F, Y. C, Siegrist J. A prospective study of cumulative job stress in relation to mental health. BMC Public Health. 2005; 5: S. 67.
66. Rugulies R, Aust B, Madsen IEH. Effort–reward imbalance at work and risk of depressive disorders. A systematic review and meta-analysis of prospective cohort studies. Scandinavian Journal of Work, Environment & Health. 43 (4). 2017.
67. Lohmann-Haislah A. Stressreport Deutschland 2019. Psychische Anforderungen, Ressourcen und Befinden. Bundesanstalt für Arbeitsschutz und Arbeitsmedizin (BAuA); 2019.
68. Zok K. Gesundheitliche Beschwerden und Belastungen am Arbeitsplatz. Ergebnisse aus Beschäftigtenbefragungen. [Online]; 2010 [Abgerufen 20.03.2023] wido.de.
69. Pines AM, Keinan G. Stress and burnout: The significant difference. Personality and Individual Differences. 2005 Mar; 39: S. 625–635.
70. Gundersen L. Physician burnout. Annals of Internal Medicine. 2001 Februar; 135: S. 145–148.

71. Spickard A, Gabbe S, Christensen JF. Mid-career burnout in generalist and specialist physicians. The Journal of the American Medical Association. 288 (12). 2002: S. 1447–1450.

72. Meyer I. Burnout bei Lehrerinnen und Lehrern München: GRIN Verlag GmbH; 2011.

73. Heinke W, Dunkel P, Brähler E, Nübling M, Riedel-Heller S, et al. Burn-out in der Anästhesie und Intensivmedizin. Anaesthesist. 2011; 60: S. 1109–1111:

74. Ommen O, Driller E, Janßen C, Richter P, Pfaff H. Burnout bei Ärzten – Sozialkapital im Krankenhaus als mögliche Ressource? In Brähler E, Alfermann D, Stiller J. Karriereentwicklung und berufliche Belastung im Arztberuf. Göttingen: Vandenhoeck & Ruprecht; 2008. S. 190–208.

75. Oberlander W. Burnout und Bournout-Prävention bei jüngeren Ärztinnen und Ärzten. In Fuchs C, Koch T, Scriba PC. Report Versorgungsforschung. Perspektiven junger Ärztinnen und Ärzte in der Patientenversorgung. Köln: Deutscher Ärzteverlag; 2013. S. 95–109.

76. Balch CM, Freischlag JA, Shanafelt TD. Stress and burnout among surgeons. Archives of Surgrey. 2009 Apr; 144: S. 371–376.

77. Dyrbye LN, Shanafelt TD, Balch CM, Satele D, Sloan J, Freischlag J. Relationship between work-home conflicts and burnout among American surgeons: a comparison by sex. Archives of Surgery. 2011 Feb; 146: S. 211–217.

78. Geuenich K. Arbeitsstress bei Ärzten: Neue Instrumente zur Burnout-Diagnostik. In Schwartz FW, Angerer P. Report Versorgungsforschung. Arbeitsbedingungen und Befinden von Ärztinnen und Ärzten. Berlin: Deutscher Ärzteverlag; 2010. S. 175–184.

79. Nitzsche A, Driller E, Kowalski C, Ansmann L, Pfaff H. Der Konflikt zwischen Arbeit und Privatleben und sein Zusammenhang mit Burnout – Ergebnisse einer Studié bei Ärztinnen und Ärzten in nordrhein-westfälischen Brustzentren. Das Gesundheitswesen. 2013 Mai; 75: S. 301–306.

80. Shanafelt TD, Boone S, Tan L, Dyrbye LN, Sotile W. Burnout and satisfaction with work-life balance among US physicians relative to the general US population. Archives of Internal Medicine. 172 (18). 2012: S. 1377–1385.

81. Montgomery AJ, Panagopolou E, de Wildt M, Meenks E. Work-family interference, emotional labor and burnout. Journal of Managerial Psychology. 2006 Jan; 21: S. 36–51.

82. Ford MT, Heinen BA, Langkamer KL. Work and Family Satisfaction and Conflict: A Meta-Analysis of Cross-Domain Relations. Journal of Applied Psychology. 2007 Januar; 92: S. 57–80.

83. Badura B. Wege aus der Krise. In Badura B, Schröder H, Klose J, Macco K. Fehlzeiten-Report 2009. Arbeit und Psyche. Belastungen reduzieren – Wohlbefinden fördern.. Berlin, Heidelberg: Springer; 2010. S. 3–12.

84. WHO. Burn-out an occupational phenomenon: International Classification of Diseases; 28.05.2019 [Abgerufen 20.03.2023] www.who.int/news/item/28-05-2019-burn-out-an-occupational-phenomenon-international-classification-of-diseases.

85. Goehring C, Bouvier GM, Kunzi B, Bouvier P. Psychosocial and professional characteristics of burnout in Swiss primary care practitioners: a cross-sectional survey. Swiss Medical Weekly. 2005; 135: S. 101–108.

86. Demerouti E. Burnout. Eine Folge konkreter Arbeitsbedingungen bei Dienstleistungs- und Produktionstätigkeiten Frankfurt am Main: Lang; 1999.

87. Litzcke SM, Schuh H. Stress, Mobbing und Burn-out am Arbeitsplatz. 5. Aufl. Berlin, Heidelberg: Springer-Verlag; 2010.

88. Irie M, Tsutsumi A, Shioji I, Kobayashi F. Effort–reward imbalance and physical health among Japanese workers in a recently downsized corporation. International Archives of Occupational and Environmental Health. 2004; 77: S. 409–417.

89. van Vegchel N, Jonge J, Bosma H, Schaufeli W. Reviewing the effort–reward imbalance model: drawing up the balance of 45 empirical studies. Social Science & Medicine. 2005; 60: S. 1117–1131.

90. Semmer NK, Mohr G. Arbeit und Gesundheit: Konzepte und Ergebnisse der arbeitspsychologischen Streßforschung. Psychologische Rundschau. 52. 2001: S. 150–158.

91. Bradburn NM. The structure of well-being Chicago: Aldine; 1969.

92. Andrews FM, Withey SB. Social Indicators of Well-Being. New York NY: Plenum Press; 1976.

93. Campbell A, Converse PE, Rodgers WL. The quality of American life: Perceptions, evaluations, and satisfactions. New York NY: Sage; 1976.

94. Fahrenberg J, Myrtek M, Wilk D, Kreutel K. Multimodale Erfassung der Lebenszufriedenheit: Eine Untersuchung an Herz-Kreislauf-Patienten. Psychotherapie, Psychosomatik, Medizinische Psychologie. 1986 November; 36: S. 347–354.

95. Kreyer G. Burn-out bei Zahnärzten. Ursachen, Prophylaxe und Bewältigungsstrategien. Stomatologie. 2015; 112: S. 2–4.

96. Jarleton D. Belastungserleben von Zahnärzten bei der Behandlung von Angstpatienten. Dissertation Münster: Universitäts- und Landesbibliothek der Westfälischen Wilhelms-Universität; 2012.

97.* Ayers S, Joseph S, McKenzie-McHarg K, Slade P, Wijma K. Post-traumatic stress disorder following childbirth: Current issues and recommendations for future research. Journal of Psychosomatic Obstetrics & Gynecology. 2008 Apr; 29: S. 240–50.

98. Bergner T. Burnout bei Ärzten. Arztsein zwischen Lebensaufgabe und Lebensaufgabe. 2. Aufl. Stuttgart: Schattauer-Verlag; 2010.

99. Rattan R. Breaking the burnout cycle. Keeping dentists and patients safe. [Online]; 2019. [Abgerufen 20.03.2023] www.dentalprotection.org.

100. Unrath M, Zeeb H, Letzel S, Claus M, Pinzón LCE. Psychische Gesundheit von Hausärzten in Rheinland-Pfalz. Deutsches Ärzteblatt. 2012; 109: S. 201–207.

101. Voltmer E, Schwappach D, Frank E, Wirsching M, Spahn C. Work-related behavior and experience patterns and predictors of mental health in German physicians in medical practice. Family Medicine. 2010; 42: S. 433–439.

102. Siegrist J, Shackelton R, Link C, Marceau L, von dem Knesebeck O, McKinlay J. Work stress of primary care physicians in the US, UK and German health care systems. Social Science & Medicine. 71. 2010: S. 209–304.

103. Maier J. Stress und Burnout im Arztberuf: Wie kann man es vermeiden? [praktischarzt.at].; 2020 [Abgerufen 20.03.2023] www.praktischarzt.at/magazin/stress-und-burnout/.

104. Karasek RA, Theorell T. Healthy work: stress, productivity and reconstruction of working life New York. NY: Basic Books; 1990.

105. Siegrist J, Dragano N. Psychosoziale Belastungen und Erkrankungsrisiken im Erwerbsleben. Bundesgesundheitsblatt – Gesundheitsforschung – Gesundheitsschutz 51(3). 2008: S. 305–312.

106. Fuchs S, Endler PC, Mesenholl E, Pass P, Frass M. Burnout bei niedergelassenen Ärztinnen und Ärzten für Allgemeinmedizin. Wiener Medizinische Wochenschrift. 2009; 159: S. 188–191.

107. Spiegel, Der. (2011) Ausgebrannt. Das überforderte ich. Nr. 4. 24.01.2011.

108. Spiegel, Der. (2022) Arbeiten bis zum Umfallen. Burn-out, Herzinfarkt, Schmerzen: In der neuen Berufswelt schuften sich viele kaputt. Moderne Technik soll den Joballtag erleichtern, bewirkt aber oft das Gegenteil. Nr. 20. 13.05.2022.

109. Stern. (2012) Warum wir immer mehr arbeiten. Mit welchen Ködern wir zu Höchstleistungen verführt werden. Bis zur Erschöpfung. Nr. 35. 23.08.2012.

110. Herrmann M. Resilienz Die vier Phasen auf dem Weg in die Erschöpfung: Wie man sich in diesen Zeiten aus der Stress-Spirale befreit. Stern. 19.12.2022. [Abgerufen 20.03.2023] www.stern.de/gesellschaft/resilienz--expertin-erklaert--wie-wir-psy chisch-widerstandsfaehiger-werden-31781684.html.

111. Süddeutsche Zeitung. (2010). Stress macht immer mehr Arbeitnehmer krank. 09.07.2010.

112. taz. (2012). Chefsache Burn-out. taz die Tageszeitung. 19.12.2012.

113. Emonts B. Wenn die Arbeit alles bestimmt [Süddeutsche Zeitung]; 2022. [Abgerufen 20.03.2023] www.sueddeutsche.de/projekte/artikel/wirtschaft/burn-on-wenn-men schen-sich-in-der-arbeit-dauerhalt-ueberlasten-e955735/?reduced=true.

114. Werner K. Wie Firmen auf die psychische Gesundheit ihrer Mitarbeiter achten können. Süddeutsche Zeitung. 11.10.2022.

115. Bothe C. Wenn Arbeit krank macht [FAZ-Artikel]; 2022. [Abgerufen 20.03.2023] https://www.faz.net/aktuell/wirtschaft/schneller-schlau/burn-out-und-depressionen-wenn-die-arbeit-krank-macht-18485260.html.

116. Siegrist J. Burn-out und Arbeitswelt. Psychotherapeut 58 (2). 2013: S. 110–116.

117. Harfst T. Arbeitsbedingungen, Arbeitsplatzbedrohung und psychische Gesundheit. In Böcken J, Bernard B, Landmann J. Gesundheitsmonitor 2009. Gesundheitsversorgung und Gestaltungsoptionen aus der Perspektive der Bevölkerung. Gütersloh: Verlag Bertelsmann Stiftung; 2010. S. 156–178.

118. Rau R, Gebele N, Morling K, Rösler U. Untersuchung arbeitsbedingter Ursachen für das Auftreten von depressiven Störungen. Bundesanstalt für Arbeitsschutz und Arbeitsmedizin (BAuA); 2010.

119. Joiko K, Schmauder M, Wolff G. Psychische Belastung und Beanspruchung im Berufsleben [Broschüre]; 2010. [Abgerufen 20.03.2023] http://www.baua.de/de/Pub likationen/Broschueren/A45.html.

120. Lohmann-Haislah A. Stressreport Deutschland 2012. Psychische Anforderungen, Ressourcen und Befinden. [Online]; 2012. [Abgerufen 20.03.2023] www.baua.de/DE/Ang ebote/Publikationen/Berichte/Gd68.html.

121. Moosbrugger J. Subjektivierung von Arbeit: Freiwillige Selbstausbeutung. 2. Aufl. Wiesbaden: Springer VS; 2012.

122. Rövekamp-Wattendorf J. Berufliche Belastungen bewältigen. Psychosoziale Herausforderungen in helfenden Berufen. Stuttgart: Kohlhammer; 2020.

123. Meyer M, Weihrauch H, Weber F. Krankheitsbedingte Fehlzeiten in der deutschen Wirtschaft im Jahr 2011. In Badura B, Ducki A, Schröder H, Klose J, Meyer M. Fehlzeiten-Report 2012. Gesundheit in der flexiblen Arbeitswelt: Chancen nutzen – Risiken minimieren. Berlin, Heidelberg: Springer; 2012. S. 291–467.

124. BAUA (2021). www.baua.de. [Online]; 2023. [Abgerufen 20.03.2023] https://www.
     baua.de/DE/Themen/Arbeitswelt-und-Arbeitsschutz-im-Wandel/Arbeitsweltbericht
     erstattung/Kosten-der-AU/Kosten-der-Arbeitsunfaehigkeit_node.html.

125. BAuA. • BAuA (Bundesanstalt für Arbeitsschutz und Arbeitsmedizin), Volkswirt-
     schaftliche Kosten durch Arbeitsunfähigkeit 2020 (Stand Januar 2022). [Abgerufen
     17.12.2022] https://www.baua.de.

126. DRV. Deutsche Rentenversicherung. [Online]; 2021 [Abgerufen 20.03.2023] www.
     deutsche-rentenversicherung.de/Bund/DE/Presse/Pressemitteilungen/pressemitteilun
     gen_archive/2021/Pressemitteilungen-2021_node.html.

127. DAK. Gesundheitsreport 2013. Update psychische Erkrankungen – Sind wir heute
     anders krank?[Abgerufen 20.03.2023] www.dak.de.

128. Krömer K. Du darfst nicht alles glauben, was du denkst: meine Depression. Köln:
     Kiepenheuer & Witsch; 2022.

129. DAK. Psych-Report 2022. Neuer Höchststand bei Fehltagen durch psychische Erkran-
     kungen in 2021. [Abgerufen 20.03.2023] www.dak.de.

130. Alfermann D. Fragebogen zur „beruflichen Belastung". 2003.

131. Brähler E, Scheer JW. Gießener Beschwerdebogen GBB-24. 2. Aufl. Bern: Huber;
     1995.

132. Fahrenberg J, Myrtek M, Schumacher J, Brähler E. Fragebogen zur "Lebenszufrieden-
     heit" Göttingen: Hogrefe; 2005.

133. Bogner K, Landrock U. Antworttendenzen in standardisierten Umfragen. [Online];
     2015. [Abgerufen 20.03.2023] https://www.ssoar.info/ssoar/handle/document/409
     05.2.

134. Brähler E, Hinz A, Scheer JW. Gießener Beschwerdebogen GBB-24. 3. Aufl. Bern:
     Huber; 2006.

135. Petrowski K, Hessel A, Eichenberg C, Brähler E. Occupational stressors in practicing
     psychological psychotherapists. Health. 2014 Mai; 6: S. 378–386.

136. Levene H. Robust tests for equality of variances. In Olkin I, Hotelling H. Contributions
     to Probability and Statistics: Essays in Honor of Harold Hotelling. Stanford: Stanford
     University Press; 1960.

137. Welch BL. The generalization of „Student's" problem when several different popula-
     tion variances are involved. Biometrika. 1947; 34 (1–2): S. 28–35.

138. Alt FB. Bonferroni Inequalities and Intervals. In Kotz S. Encyclopedia of Statistical
     Sciences. 2. Aufl. Bd. 2. Hoboken: John Wiley & Sons Inc; 2006. S. 623.

139. Beschoner P. Psychische Belastung und mentale Gesundheit. In Geibel MA. Orale
     Medizin / Gender Dentistry. Grundlagen und Konsequenzen für den zahnedizinischen
     Praxisalltag. Köln: Lehmanns; 2021. S. 217–228.

140. Hübler A, Scheuch K, Müller G, Kunath H. Berufliche Belastung, Gesundheitszustand
     und Berufszufriedenheit sächsischer Ärzte Dresden: Sächsische Landesärztekammer;
     2009.

141. Arigoni F, Bovier PA, Sappino AP. Trend of burnout among Swiss doctors. Swiss medi-
     cal weekly. 2010 Aug; 140: w13070. [Abgerufen 31.05.2024] https://smw.ch/index.
     php/smw/article/view/1165/1214.

142. Mauthe AJ. Physician Burnout: A „Meta-O-Scopic" Analysis. Dissertation. Alberta,
     Kanada: University of Lethbridge, Faculty of Management; 2009.

143. apo-Bank. [Online]; 2020. [Abgerufen 20.03.2023] https://www.apobank.de/wissen-news/karrierekompass-heilberufler.

144. 50-Stunden-Woche: Arbeitszeit der niedergelassenen Ärzte. ZIKV Zentralinstitut für die kassenärztliche Versorgung; 2017. [Abgerufen 20.03.2023] www.zi.de/detailans icht/13-juli-2017.

145. Karazman R, Geißler H, Karazman-Morawetz I. Lebensqualität und Belastungen von Hausärztinnen und Hausärzten in Tirol. Wien: Österreichischer Hausärzteverband; 1994.

146. Reimer C, Jurkat H. Frust, Existenzangst und keine Perspektive: So beurteilen Deutschlands Allgemeinärzte ihre Lebensqualität. Der Allgemeinarzt. 1997; 13: S. 1224–1228.

147. Denton DA, Newton JT, Bower EJ. Occupational burnout and work engagement: a national survey of dentists in the United Kingdom. British dental journal. 2008 Jul; 205: S. 382–383.

148. Orton P, Orton C, Pereira Gray D. Depersonalised doctors: a cross-sectional study of 564 doctors, 760 consultations and 1876 patient reports in UK general practice; 2012. [Abgerufen 20.03.2023] https://bmjopen.bmj.com/content/2/1/e000274.

149. Bakker AB, Demerouti E, Schaufeli WB. Validation of the Maslach Burnout Inventory – General Survey: An Internet Study. Anxiety, Stress & Coping. An International Journal. 15 (3). 2002 März; 15: S. 245–260.

150. Gorter RC, Albrecht G, Hoogstraten J, Eijkman MA. Professional burnout among Dutch dentists. Community Dentistry and Oral Epidemiology. 1999 Feb; 27: S. 109–116.

151. Te Brake H, Bloemendal E, Hoogstraten J. Gender differences in burnout among Dutch dentists. Community Dentistry and Oral Epidemiology. 2003; 31 (5): S. 321–327.

152. Langballe EM, Innstrand ST, Aasland OG, Falkum E. The predictive value of individual factors, work-related factors, and work-home interaction on burnout in female and male physicians: a longitudinal study. Stress and Health. 2011 Jan; 27: S. 73–87.

153. Brosius HB, Haas A, Koschel F, Unkel J. Methoden der empirischen Kommunikations-forschung. Eine Einführung. 8. Aufl. Wiesbaden: Springer; 2022.

154. Behrmann E, Schmiemann G, Lingner H, Kühne F, Hummers-Pradier E, Schneider N. Berufszufriedenheit von Hausärzten. Ergebnisse einer Befragung. Deutsches Ärzteblatt International. 2012 Nov; 109: S. 193–200.

155. Sperlich B. Arbeits-Familien-Konflikt und das Job Demands-Resources Modell. Eine empirische Untersuchung bei Ärztinnen und Ärzten in Österreich. Magisterarbeit; 2011.

156. Weniger M. Selbstmanagement: Wie Ärzte gut mit dem täglichen Stress umgehen. Deutsches Ärzteblatt. 2022; 119: S. 27–28.

157. Buzan T. Das Mind-Map-Buch: Die beste Methode zur Steigerung Ihres geistigen Potenzials. 2. Aufl. München: mvg-Verlag; 2017.

158. Kreyer G. Berufs-Stress und psycho-physische Belastung von Zahnärzten. Details einer österreichischen Fragebogenstudie. In Sergl H, Kreyer G, Graber G. Jahrbuch der Psychologie und Psychosomatik in der Zahnheilkunde; 1993.

159. Schaefer HM, Becker A, Krentz H, Harloff R. Rostocker Hausärzte im Visier – Vergleich der Berufszufriedenheit 2004 und 2006. Zeitschrift für Allgemeinmedizin. 83. 2007: S. 1–4.

160. Siegrist J, Lunau T, Warendorf M. Depressive symptoms and psychosocial stress at work among older employees in three continents. Globalization and Health. 8. 2012: S. 27 ff.

161. Rödel A, Siegrist J, Hessel A, Brähler E. Fragebogen zur Messung beruflicher Gratifikationskrisen. Zeitschrift für Differentielle und Diagnostische Psychologie. 25 (4). 2004.

162. Schwarz N, Strack F. Evaluating one's life: a judgement model of subjective well-being. In Strack F, Argyle M, Schwarz N. Subjective well-being; 1991. S. 27–47.

163. Salokangas RK, Joukamaa M, Mattila V. On determinants of life satisfaction in later middle age: Reports of the TURVA Project. Psychiatria Fennica. 22. 1991: S. 157–170.

164. Abele A, Becker P. Wohlbefinden. Theorie – Empirie – Diagnostik. Weinheim: Juventa; 1991.

165. BAUA (2020). baua.de. [Online]; 2022. [Abgerufen 20.03.2023] https://www.baua.de/DE/Themen/Arbeitswelt-und-Arbeitsschutz-im-Wandel/Arbeitsweltberichterstattung/Kosten-der-AU/Kosten-der-Arbeitsunfaehigkeit_node.html.

166. Borg I. Kontrollüberzeugungen und Zufriedenheit. In Höfling S, Butollo W. Psychologie für Menschenwürde und Lebensqualität. Aktuelle Herausforderungen und Chancen für die Zukunft. Band 2. Bonn: Deutscher Psychologen-Verlag; 1990. S. 13–18.

167. Bundeszahnärztekammer. Statistik 2021. Statistikbericht. [Abgerufen 20.03.2023] https://www.bzaek.de/ueber-uns/daten-und-zahlen/nachgezaehlt.html.

168. Filipp SH, Buch-Bartos K. Vergleichsprozesse und Lebenszufriedenheit im Alter: Ergebnisse einer Pilotstudie. Zeitschrift für Entwicklungspsychologie und Pädagogische Psychologie. 1994 Januar; 1: S. 22–34.

169. Glatzer W, Zapf W. Lebensqualität in der Bundesrepublik Deutschland. Frankfurt am Main: Campus-Verlag; 1984.

170. Glatzer W. Lebensqualität und subjektives Wohlbefinden. Ergebnisse sozialwissenschaftlicher Untersuchungen. In Bellebaum A. Glück und Zufriedenheit. Wiesbaden: VS Verlag für Sozialwissenschaften; 1992.

171. Gray GR, Ventis DG, Hayslip B. Socio-cognitive skills as a determinant of life satisfaction in aged persons. The International Journal of Aging & Human Development. 1992 März; 35: S. 205–218.

172. Heidrich SM, Ryff CD. The Role of Social Comparisons Processes in the Psychological Adaptation of Elderly Adults. Journal of Gerontology. 1993 März; 48: S. 127–36.

173. Heineken E, Späth G. Situative und differentiell-psychologische Determinanten der Lebenszufriedenheit im höheren Lebensalter. Zeitschrift für die Gerontologie. 1988 Mai; 21: S. 289–294.

174. Hong SM, Giannakopoulos E. The relationship of satisfaction with life to personality characteristics. The Journal of Psychology: Interdisciplinary and Applied. 1994 Mai; 128: S. 547–558.

175. Lawrence RH, Liang J. Structural integration of the Affect Balance Scale and the Life Satisfaction Index A: Race, sex, and age differences. Psychology and Aging. 1988 Apr; 3: S. 375–384.

176. Michalos AC. Satisfaction and happiness. Social Indicators Research. 1980; 8: S. 385–422.

177. Rapkin BD, Fischer K. Framing the construct of life satisfaction in terms of older adults' personal goals. Psychology and Aging. 1992 Jan; 7: S. 138–149.

178. Stolar GE, MacEntee MI, Hill P. Seniors' assessment of their health and life satisfaction: The case for contextual evaluation. The International Journal of Aging & Human Development. 1992; 35 (4): S. 305–317.
179. Suls J, Willis TA. Social comparison: Contemporary theory and research. Hillsdale, NJ: Erlbaum; 1991.
180. Grünen-Politikerin über Burnout: „Ich kann wieder lachen". taz Die tageszeitung. 26.06.2022.
181. Filipp SH, Schmidt K. Die Rolle sozioökologischer Variablen in einem Bedingungsmodell der Lebenszufriedenheit alter Menschen – eine Übersicht. Zeitschrift für Entwicklungspsychologie und Pädagogische Psychologie. 1994 März; 26: S. 218–240.

Printed in the United States
by Baker & Taylor Publisher Services